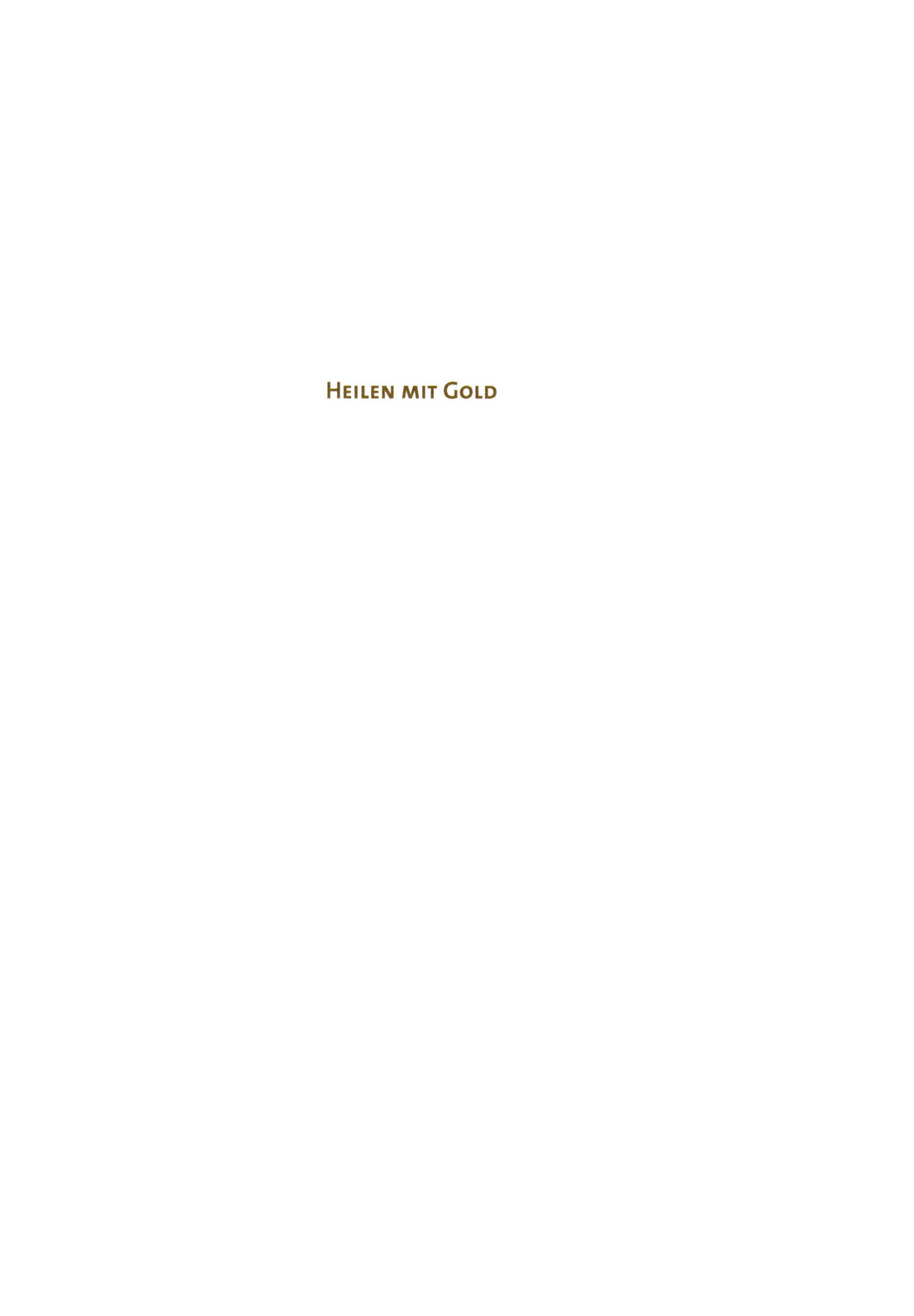

Heilen mit Gold

Brigitte Hamann

Heilen mit Gold

Kolloidales Gold und weitere Goldarzneien

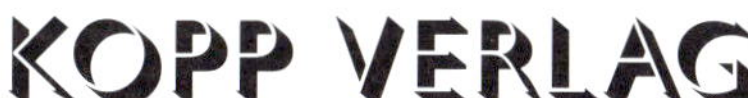

1. Auflage Januar 2014
2. Auflage Januar 2015
3. Auflage Mai 2017
4. Auflage Dezember 2020
5. Auflage November 2023

Umschlaggestaltung: Stefanie Beth
Satz und Layout: opus verum

ISBN: 978-3-86445-101-0
Bildnachweis: siehe Seite 128

Dieses Buch dient ausschließlich der Information über traditionelle und moderne Einsatzbereiche und Forschungsergebnisse zu kolloidalem Gold und anderen Formen der Goldmedizin. Wer die hier mitgeteilten Informationen anwendet, tut dies ausschließlich auf eigene Verantwortung. Autorin und Verlag beabsichtigen auf keinen Fall, Diagnosen zu stellen, medizinische Ratschläge oder therapeutische Empfehlungen zu geben. Die Informationen sind nicht als Ersatz für professionellen medizinischen Rat und Behandlung bei gesundheitlichen Beschwerden und Erkrankungen zu verstehen. Die Autorin und der Verlag distanzieren sich ausdrücklich von Heilaussagen und Heilversprechen. Jeder Leser Ist daher für sein persönliches Handeln und Entscheiden selbst verantwortlich.
Die in diesem Buch aufgeführten Informationen (Forschungsergebnisse, Empfehlungen, Aussagen, Meinungen, Hypothesen, Anwendungen und Dosierungen) wurden von der Autorin gewissenhaft recherchiert und zusammengestellt. Die Inhalte wurden sorgfältig geprüft, trotzdem können Fehler nicht vollständig ausgeschlossen werden. Inhaltliche Fehler eröffnen daher keinen Haftungsanspruch gegen die Autorin oder den Verlag.
Die Informationen entsprechen dem derzeitigen Wissensstand.

Gerne senden wir Ihnen unser Verlagsverzeichnis
Kopp Verlag
Bertha-Benz-Straße 10
D-72108 Rottenburg
E-Mail: info@kopp-verlag.de
Tel.: (0 74 72) 98 06-10
Fax: (0 74 72) 98 06-11

Unser Buchprogramm finden Sie auch im Internet unter:
www.kopp-verlag.de

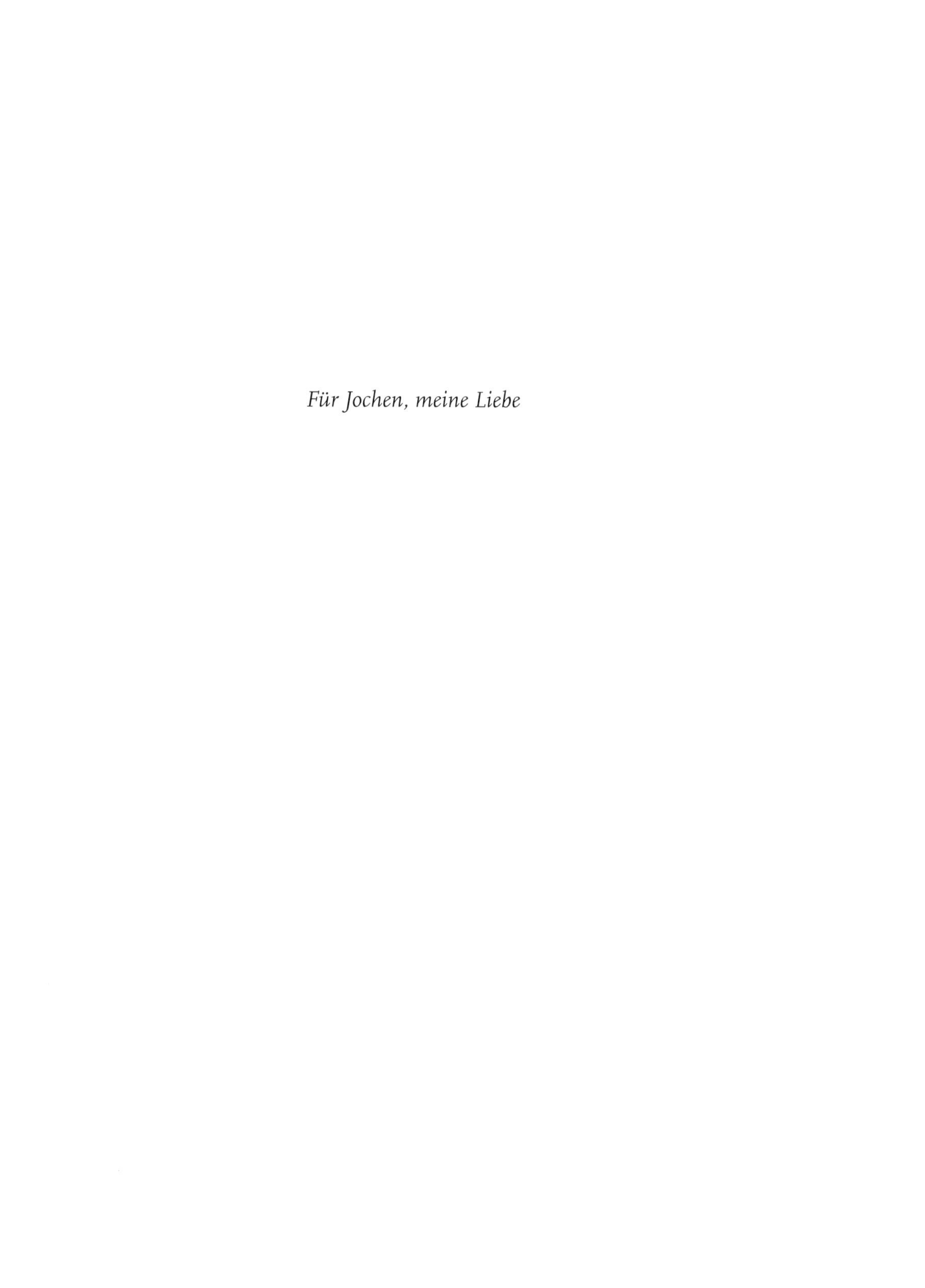

Für Jochen, meine Liebe

Einleitung

Das Gold ist verdichteter Sonnenstrahl und steht in unmittelbarem Zusammenhang mit der Sonne.

Rudolf Steiner

Gold ist eines der chemischen Elemente und doch ist es viel mehr als das. Auch über Jahrtausende hinweg behält es seine Schönheit und seinen Glanz und bringt uns Ewigkeit nahe, die wir berühren können. Gold ist selten, seine Gewinnung mühsam. Beides hat zu dem legendären Ruf und den Mythen beigetragen, von denen es umgeben ist. Nicht zuletzt war es die Kostbarkeit des Goldes, das es in allen Kulturen zum begehrtesten aller Metalle hat werden lassen. Als Medizin ist Gold eines der frühesten bekannten Heilmittel, und es wird im Laufe der Geschichte immer wieder von Heilkundigen als eine Arznei besonderer Art, ja sogar als Universalheilmittel gerühmt. Heute wird Gold von unterschiedlichen Forschungszweigen wieder neu entdeckt. In der Technologie ist es nicht mehr wegzudenken und in der Medizin eröffnet der Einsatz von Gold faszinierende Möglichkeiten.

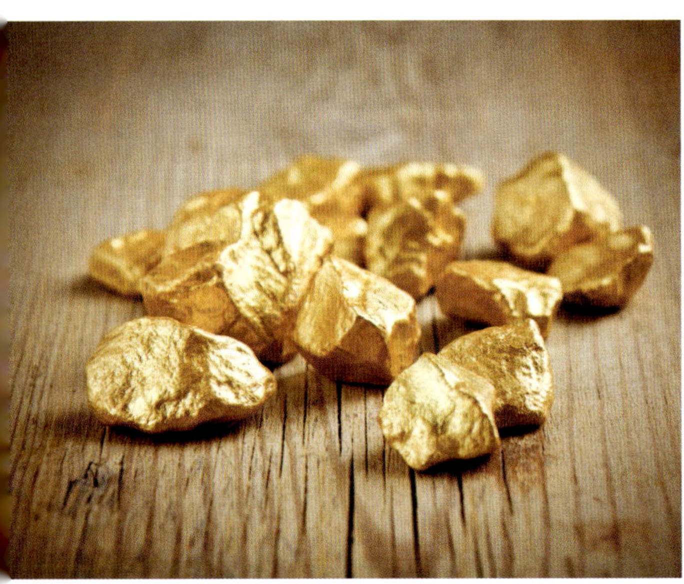

Kein Wunder, dass Gold in Sprichwörtern und Zitaten immer als das Besondere, Wertvolle, Begehrte und auch die Versuchung dargestellt wird. Bekanntlich hat »Morgenstund' Gold im Mund«, und so mancher, dem es im Leben wohlergeht, wurde »mit einem goldenen Löffel im Mund« geboren, auch wenn dann doch nicht »alles Gold ist, was glänzt«. Wer recht hat oder geschäftlich erfolgreich ist, liegt »goldrichtig« und kann sich eine »goldene Nase« verdienen. Ehrengäste tragen sich in das »goldene Buch« von Städten und Gemeinden ein, und ein Sprichwort aus Mecklenburg versichert: »Eigener Herd ist Gold wert, ist man auch mal arm, hat man es doch warm.«

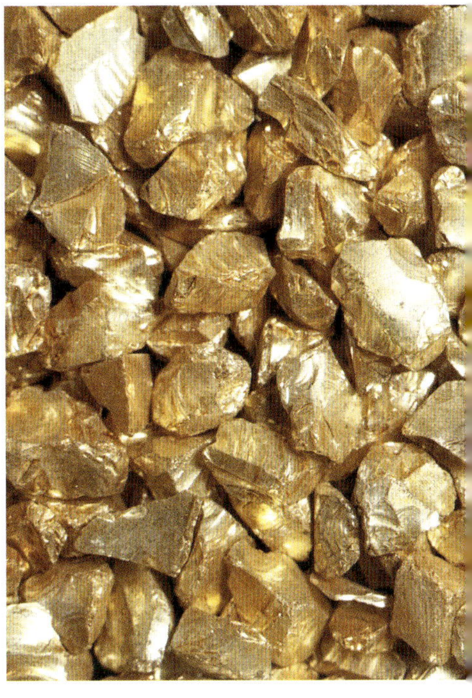

Die Schattenseite der menschlichen Erfahrung findet sich in Sprichwörtern wie »Gold macht taub, Glück macht blind«, »Wenn das Gold redet, so schweigt alle Welt« und »Ein Quäntlein Gold wiegt mehr als ein Zentner Recht«.

Von schwarzem Gold sprechen wir, wenn es um Öl geht, von blauem Gold bei Trinkwasser, von Betongold bei Immobilien, und nicht zuletzt vom Hüftgold, wenn sich Fettpolster an den Hüften absetzen. Schließlich ist da noch der »Goldene Schnitt«, bei dem eine Strecke so geteilt wird, dass sich die Teile in einem vollkommenen Verhältnis zueinander befinden. Diese auch als göttliche Proportion bezeichnete Aufteilung übt schon seit Jahrtausenden eine besondere Anziehung auf die Menschen aus. Sie findet sich in antiken Bauwerken, in Gemälden und auch in der Natur! Als »golden« wird also das bezeichnet, was vollkommene Harmonie und Schönheit besitzt. Vor allem aber gibt es Menschen mit einem »Herz aus Gold« – und wer möchte nicht einem solchem Menschen begegnen?

Dieses Buch schreibe ich aus persönlicher Überzeugung, gestützt nicht nur auf Forschungsergebnisse, sondern auch auf eigene Erfahrungen mit kolloidalem Gold und auf die von Menschen, die mir von ihren Erfahrungen mit der Anwendung berichtet haben. Ich möchte dieses Wissen an meine Leser weitergeben, sodass sie selbst entscheiden können, welchen Stellenwert sie der medizinischen Verwendung von Gold einräumen wollen.

Ich wünsche Ihnen ein Leben in Gesundheit und voll Vitalität und Lebensfreude!

Brigitte Hamann, Rottenburg, November 2013

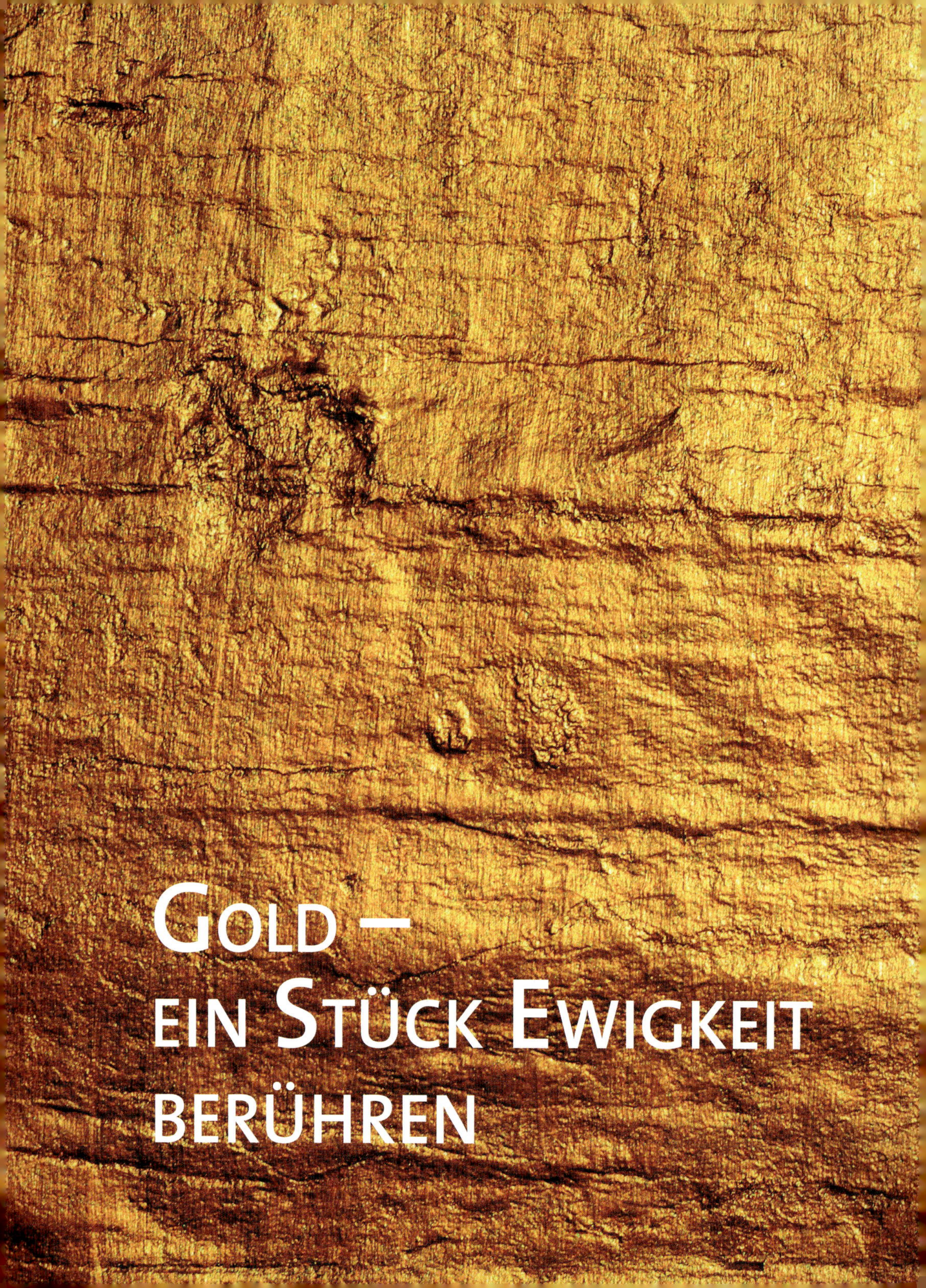
GOLD –
EIN STÜCK EWIGKEIT
BERÜHREN

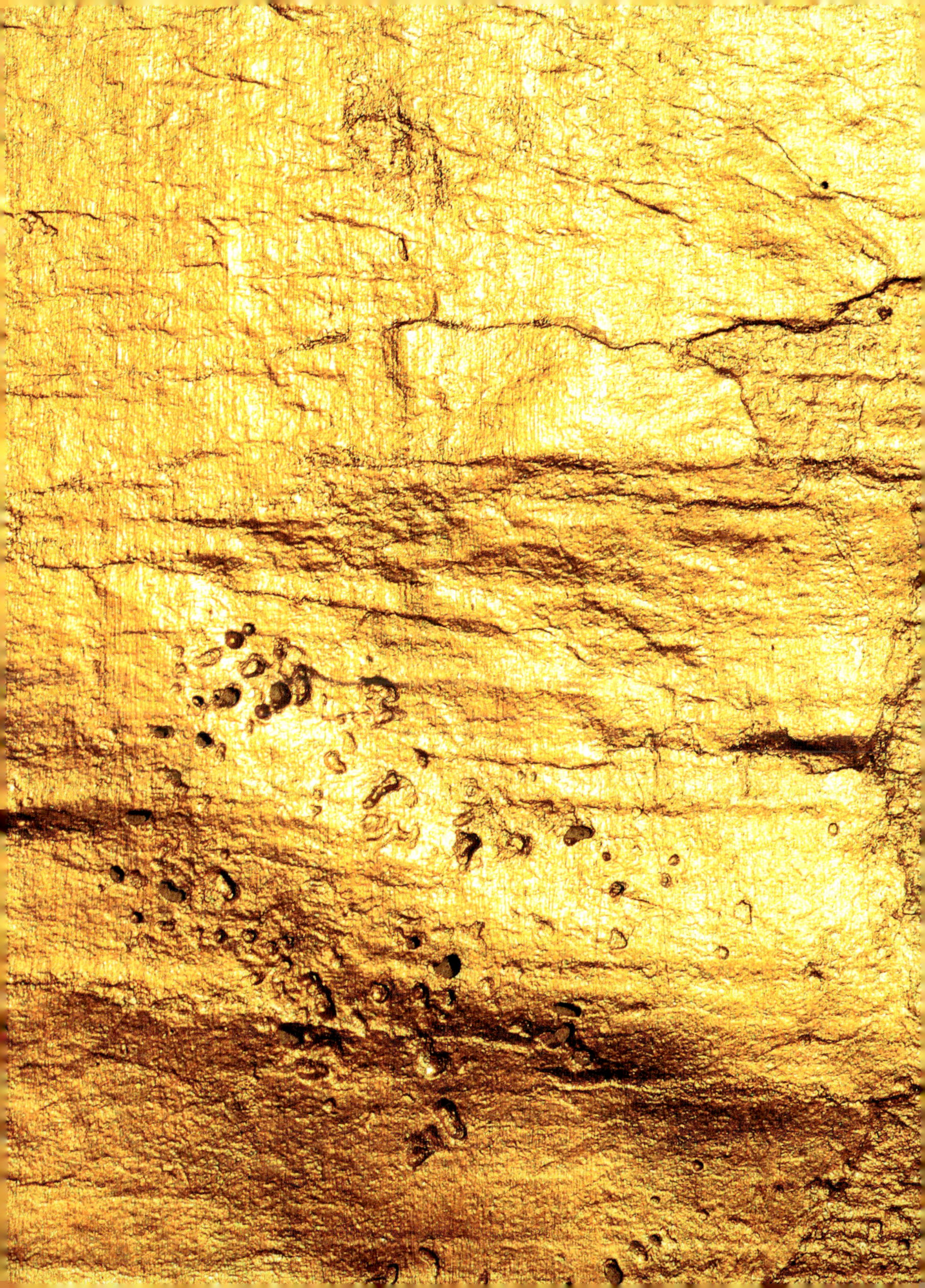

Die Geburt des Goldes – ein kosmisches Ereignis

Die schweren Elemente unseres Körpers (wie zum Beispiel Gold und Silber) sind nicht auf unserer Erde entstanden. Unsere Sonne ist physikalisch gesehen nicht heiß genug, um Elemente, die schwerer sind als Eisen, zu »brennen«. Die Schlussfolgerung der Physiker ist unausweichlich: alle schweren Elemente unseres Körpers, die auch notwendig sind für die Entstehung von DNS und Proteinmolekülen, kommen aus einer explodierenden Supernova. Wir sind sozusagen Kinder der Sterne.

Michio Kaku, Quantenphysiker

Haben Sie schon einmal darüber nachgedacht, woher das leuchtende Metall stammt, das die Menschheit seit Urzeiten fasziniert? Wie wurde es gebildet und welche Geschichte erzählt es uns?

Gold wird fast überall auf unserem Planeten gefunden: in der Erde, im Gestein, in Flüssen, im Meer. Seit Jahrtausenden weckte es ebenso die Begehrlichkeit wie die Spiritualität der Menschen und es wurde auf der ganzen Welt verehrt. Seine einzigartige, goldene Farbe erinnerte an die Sonne, so wie die Farbe des Silbers an den Mond erinnert. Die Verehrung von Sonne und Mond zählen zu den ältesten und mächtigsten Kultformen, die wir kennen.

Gold ist nicht auf der Erde entstanden, es kommt aus den kosmischen Weiten. Die Entstehungsgeschichte des faszinierendsten Metalls ist ebenso spektakulär wie das Metall selbst. Hochenergetische Ereignisse in den Tiefen des Weltraums bringen es hervor, schleudern es hinaus, und die Erde ist Nutznießer eines Goldregens, der auf sie herniederging und -geht.

Ein solches Ereignis fand im Juni 2013 statt. Am 3. Juni beobachteten Astronomen einen kurzen Gammastrahlenblitz. Er dauerte weniger als zwei Zehntel einer Sekunde und wurde mit größter Wahrscheinlichkeit durch den Zusammenstoß zweier Neutronensterne ausgelöst. Durch dieses extrem energiereiche Ereignis entstanden schwere Elemente, die sich nur während einer kosmischen Katastrophe bilden können, darunter auch Gold. Die Forschungsergebnisse waren verblüffend: Das gesamte Gold im Weltall und damit auch auf der Erde könnte in solchen Kollisionen entstanden sein. Die Wucht des Ereignisses schleuderte das Gold ins All hinaus. Und wie kam das Gold zur Erde? Eine Hypothese lautet, dass es von einem Schwall von Meteoriten mitgebracht wurde, der vor knapp vier Milliarden Jahren auf die Erde niederging,

Neutronensterne sind faszinierende und höchst ungewöhnliche kosmische Objekte. Sie sind der Kern, der von ausgebrannten, sterbenden Sternen nach einer Supernova-Explosion übrig bleibt. Am Ende ihrer Lebenszeit leuchten extrem massereiche Sterne noch einmal hell auf, mit einer Leuchtkraft, die auf das Milliardenfache der ursprünglichen anwachsen kann. Astronomen früherer Zeit nahmen an, dass bei dem ungewöhnlich grellen Blitz ein neuer Stern ent-

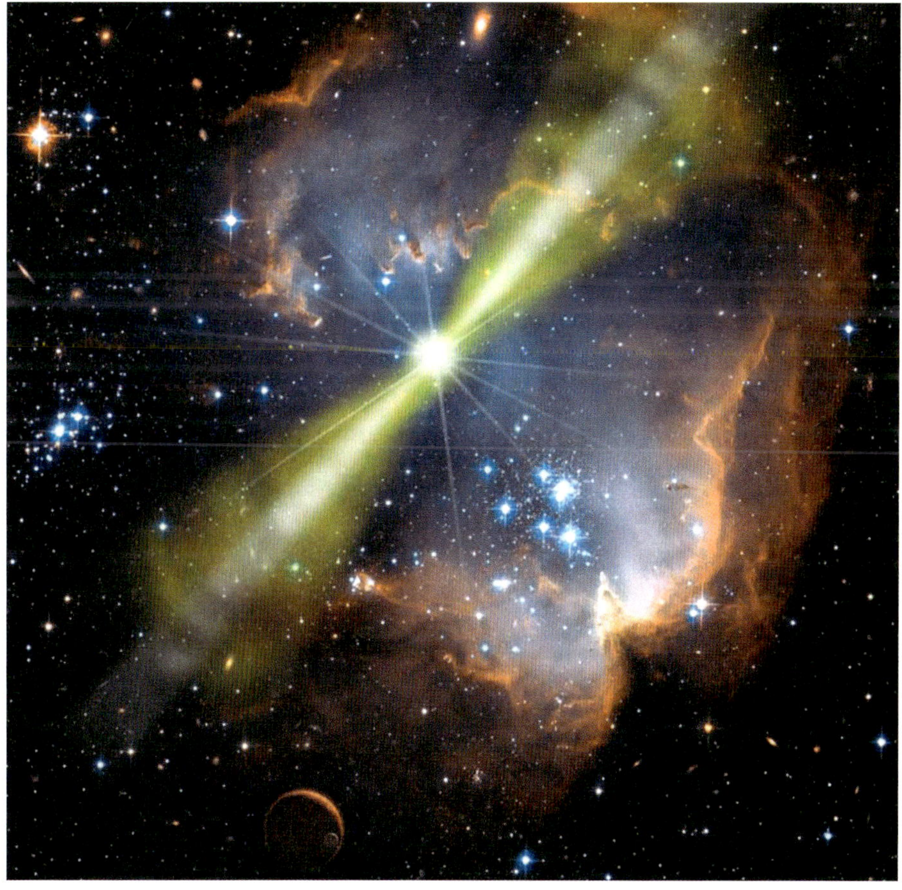

standen sei, daher das Wort *nova* in der Bezeichnung, das »neu« und auch »neuer Stern« bedeutet. Wegen ihrer extrem hohen Dichte, Temperatur und der Stärke ihres Magnetfeldes stellen Supernovae Superlative im Kosmos dar – eine höchst ungewöhnliche Entstehungsquelle für ein Metall von geradezu überirdischer Schönheit.

Noch Tage nach dem Gammastrahlenblitz war ein ungewöhnliches Leuchten am Himmel zu beobachten. Ein einzigartiger Glanz umgab die Stelle, an der der Zusammenstoß stattgefunden hatte. »Wir schätzen, dass die Menge an Gold, die bei der Fusion entstand und hinausgeschleudert wurde, etwa der zehnfachen Masse des Mondes entspricht«, erklärte Edo Berger, der Leiter des *Harvard-Smithsonian Center for Astrophysics*. »Das ist ganz schön viel Klunker.« Und weiter: »Um Carl Sagan zu zitieren: Wir sind alle aus Sternenstaub gemacht, und unser Schmuck ist Stoff aus kollidierenden Sternen.«

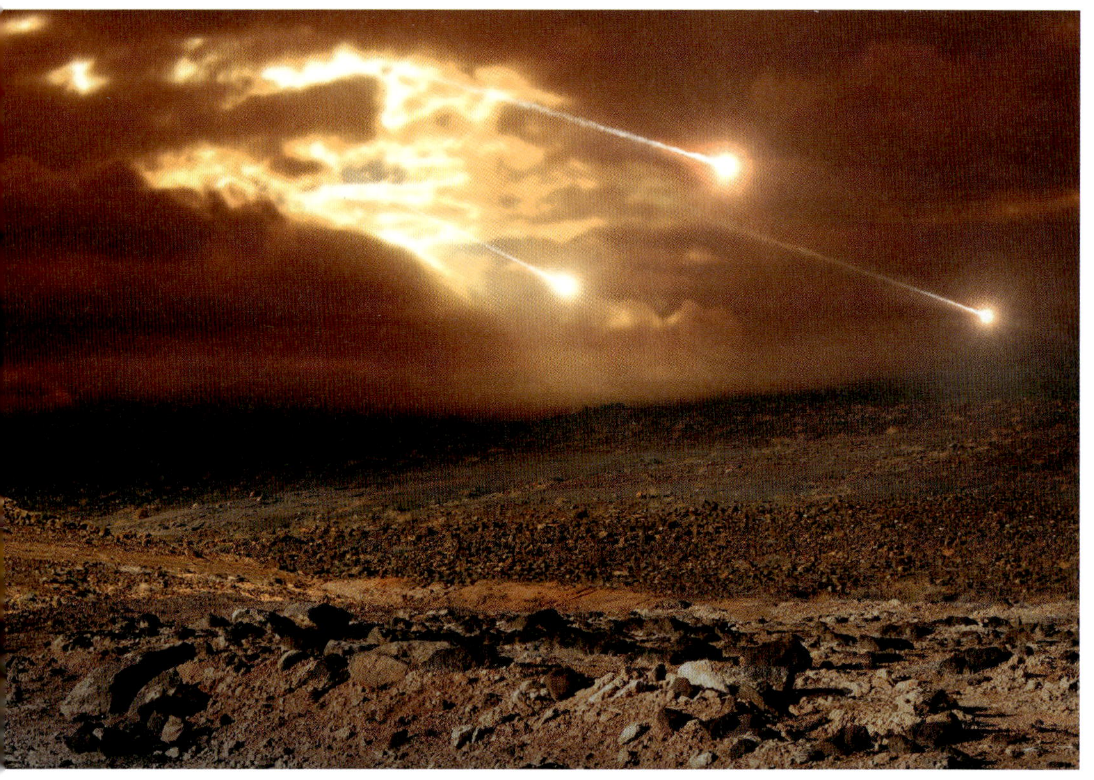

Eine andere Möglichkeit, wie die beiden Edelmetalle gebildet werden, ist die Supernova-Explosion selbst. Im September 2012 publizierten europäische und japanische Forscher die Ergebnisse ihrer Forschungen zur Entstehung von schweren Metallen während einer Supernova-Explosion im Journal *Astronomy & Astrophysics*. Sie fanden heraus, dass die Elemente, die ein Stern hervorbringen kann, im Wesentlichen von seiner Masse abhängen. In besonders massereichen Sternen können im Supernova-Stadium auch die Schwermetalle Gold und Silber entstehen. Die Bedingungen, die für die Entstehung jedes der beiden Metalle erfüllt sein müssen, unterscheiden sich jedoch und müssen noch genauer erforscht werden. (https://www.aanda.org/articles/aa/abs/2012/09/aa18643-11/aa18643-11.html)

Es wird spannend und aufschlussreich sein, mehr über die Unterschiede bei der Entstehung von Gold und Silber herauszufinden, denn es ist davon auszugehen, dass sie ein Spiegel der unterschiedlichen Beschaffenheit der beiden Edelmetalle sind.

Goldvorkommen auf der Erde

Ein Sturmwind kam von Norden, eine große Wolke mit flackerndem Feuer, umgeben von einem hellen Schein. Aus dem Feuer strahlte es wie glänzendes Gold.

(Hes 1, 4)

Gold ist selten auf der Erde, denn es ist auch selten im Universum. Würde man alles (uns bisher bekannte) Gold der Welt in einem Würfel zusammenpacken, hätte er gemäß der Schätzung von Experten die Kantenlänge von 20 x 20 x 20 Metern – nicht gerade besonders groß. Diese Menge an Gold ist über die gesamte Erde ungleichmäßig verteilt. Kleinere und mittlere Goldmengen wurden bisher an etwa 20 000 Orten gefunden. Der Abbau gestaltet sich schwierig, die Ausbeute ist meist nicht sehr groß. Beim Goldbergbau muss das Gold aus dem Gestein herausgelöst werden, eine nach wie vor aufwendige und teure Aufgabe, für die zahlreiche Verfahren entwickelt wurden, um den Abbau effektiver zu gestalten. Da Gold begehrt ist, lohnt sich der Abbau allerdings sogar dann, wenn

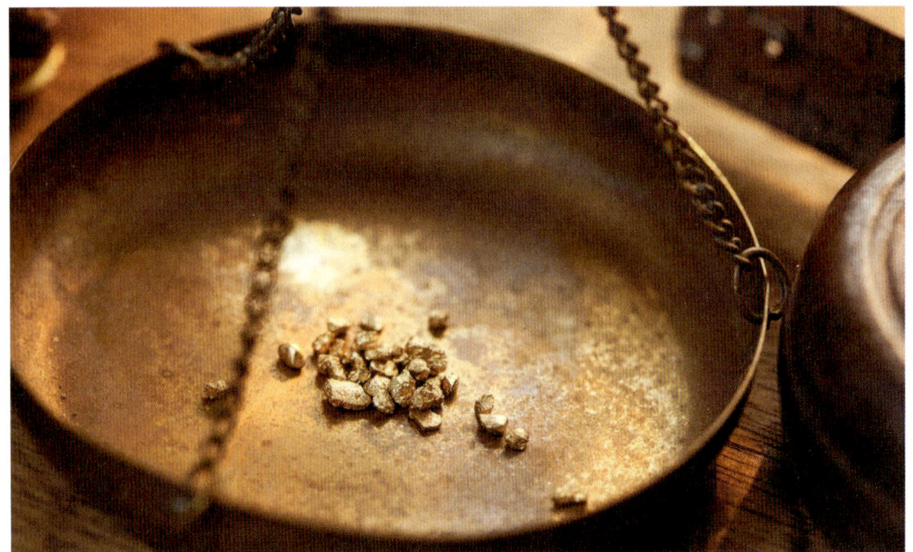

im Durchschnitt aus einer Tonne Gestein nur ein Gramm Gold gefördert werden kann. Gold kommt zum einen in reiner (»gediegener«) Form vor, wie auch in Verbindung mit anderen Metallen wie Kupfer, Nickel, Erz, Silber und mit Elementen der Platingruppe wie Platin, Palladium, Wolfram, aus denen Gold mithilfe verschiedener Verfahren herausgefiltert wird. Die Menge an Gold in solchen Golderzen ist gering und man muss lange nach Spuren von ihm suchen. Oft entdeckt nur das geübte Auge kleine, glänzende Punkte aus Gold.

Während die meisten Experten vor einer Reihe von Jahren annahmen, dass die Goldvorräte wegen der hohen Fördermengen bald erschöpft sein würden, geht man heute davon aus, dass es noch große, unentdeckte Goldvorkommen gibt. Das größte bekannte Goldvorkommen befindet sich in Südafrika. Dort liegt auch eines der tiefsten Goldbergwerke, in dem in 4000 Metern Tiefe nach Gold gesucht wird. Große Goldvorkommen finden sich auch in den USA, Australien, Kanada, Russland, Peru und China. Europäische Fundstätten sind in der Regel wenig ergiebig. Die größten europäischen Vorkommen liegen in Rumänien, Bulgarien und Schweden, kleinere Mengen auch in Deutschland und Österreich. Im August 2007 machten zwei Schwedinnen einen spektakulären Fund:

500 Kilometer nördlich von Stockholm entdeckten sie Gestein mit dem ungewöhnlich hohen Anteil von 23,3 Gramm Gold pro Tonne. Dass die beiden Freundinnen den so entdeckten Schatz für sich selbst nutzen konnten, verdankten sie allerdings der Tatsache, dass sie schon länger nach Gold gesucht und eine Lizenz erworben hatten.[1]

Etwa 40 Prozent des heute geförderten Goldes kommen aus den USA, Südafrika und Australien, etwa zwei Drittel der bekannten Goldvorräte wurden bisher abgebaut. Jährlich werden insgesamt etwa 2600 Tonnen Gold gefördert. Der Abbau wird immer schwieriger, da die Vorräte in größeren Tiefen liegen.

Berggold ist die primäre Lagerstätte des Goldes – dort wird am meisten gefunden, Flüsse sind die sekundäre Lagerstätte. Zahlreiche Flüsse führen Spuren von Gold mit sich, das vorher in Gestein eingelagert war und durch Verwitterung ausgeschwemmt wurde. Dieses Flussgold befindet sich dann im Sand oder Kies des Flusses und wird als Waschgold oder Seifengold bezeichnet. Am Hoch- und Oberrhein werden vor allem dünne Goldplättchen gefunden, die Goldflitter genannt werden. Vom Gold in Flüssen ist das Rheingold das wohl bekannteste. Seine mythologischen Bezüge in der Nibelungensage, die Richard Wagner in *Der Ring des Nibelungen*, seinem »Bühnenfestspiel für drei Tage und

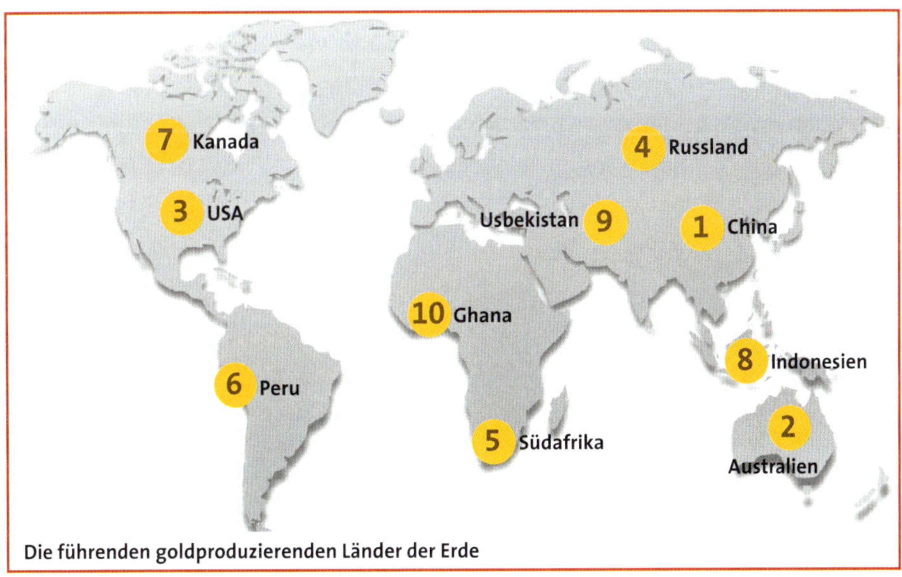

Die führenden goldproduzierenden Länder der Erde

einen Vorabend«, musikgewaltig umsetzte, machten das *Rheingold*, den Vorabend des vierteiligen Opernwerks, weltberühmt.

Im Meer lagern im Vergleich zu anderen Vorkommen riesige Mengen Gold. Ein besonders großes Goldvorkommen wurde im Winter 2011 entdeckt, als das Forschungsschiff *Poseidon* auf dem Roten Meer unterwegs war. In einem Gebiet, das »Atlantis II Tief« genannt wird, entdeckten die Wissenschaftler des Leibniz-Instituts für Meereswissenschaften in etwa zwei Kilometern Tiefe Erzschlamm, der pro Tonne ein halbes Gramm Gold enthalten soll. Das gesamte Goldvorkommen wird auf 50 Tonnen geschätzt. Hinzu kommen noch andere Bodenschätze wie Silber, Kupfer und Zink. Der Abbau wäre jedoch extrem aufwendig und kostenintensiv und wird daher kaum möglich sein. Bisher wurde keine effiziente Methode gefunden, mit der Gold aus dem Meer gefördert werden kann, und auch ökologische Überlegungen erschweren einen Abbau.

Selbst Gold finden: Goldwaschen am Rhein

In der Ruhe des frühen Morgen verirrt sich selten ein Angler an den Fluss. Träge steigen Nebelschwaden auf, Vogelgezwitscher verkündet den jungen Tag. Am Ufer hockt eine Gestalt, bewegt eine Metallschüssel, wirft einen prüfenden Blick hinein. Das Wasser und grobes Geröll sind längst herausgespült. Übrig blieb pechschwarzer, feinster Sand. Plötzlich hastige Bewegungen. Die Fingerkuppe stochert in der Metallschüssel. – Endlich: Gold![2]

Franz-Josef Andorf

Selbst Gold suchen – und finden –, wäre das nicht ein unglaubliches Erlebnis? Franz-Josef Andorf hat sich darauf spezialisiert, Goldwaschen im Rhein für alle anzubieten, die diese Erfahrung einmal machen möchten. Schon innerhalb kürzester Zeit wird das erste Gold in der Pfanne entdeckt, berichtet Andorf. »Der einmalige Glanz echten Goldes spornt zu weiteren Funden an. Dann geht das Goldfieber erst richtig los ... Wer einmal selbst das Abenteuer Goldsuche erleben, einen unvergesslich schönen Tag in der wildromantischen Landschaft des Altrheins und am Hochrhein erleben will, ist zu meinen Goldwaschexkur-

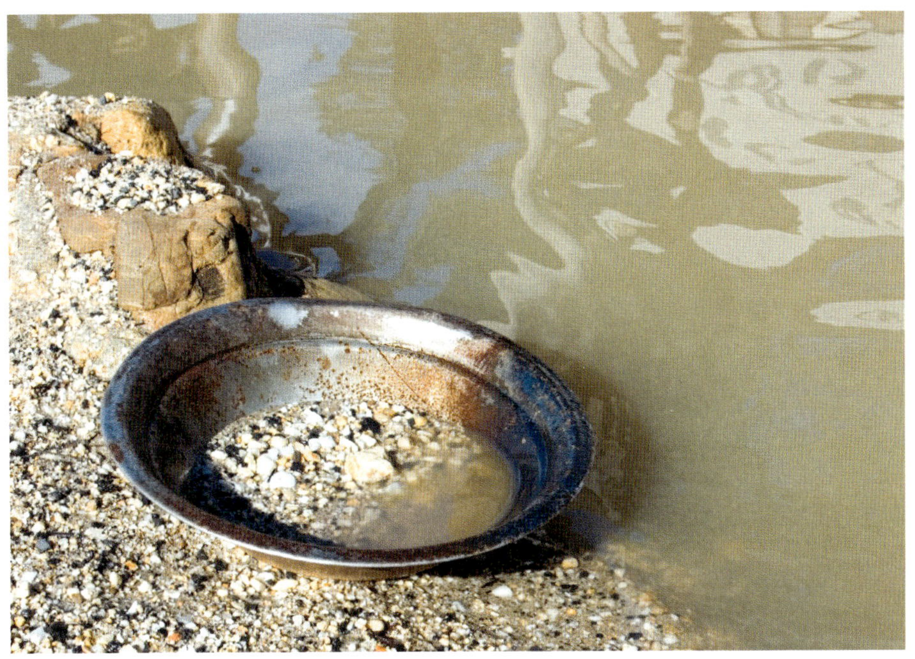

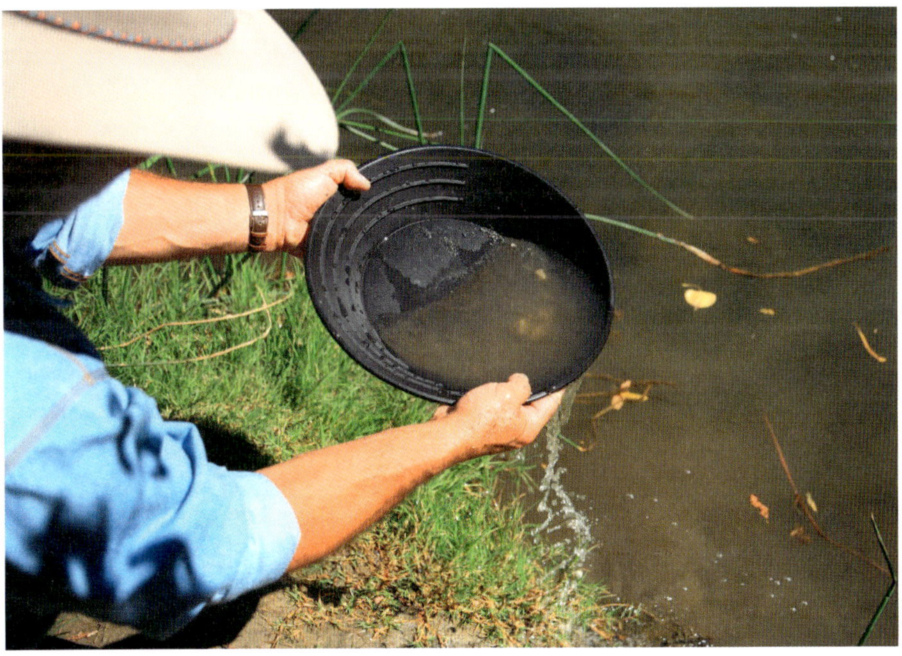

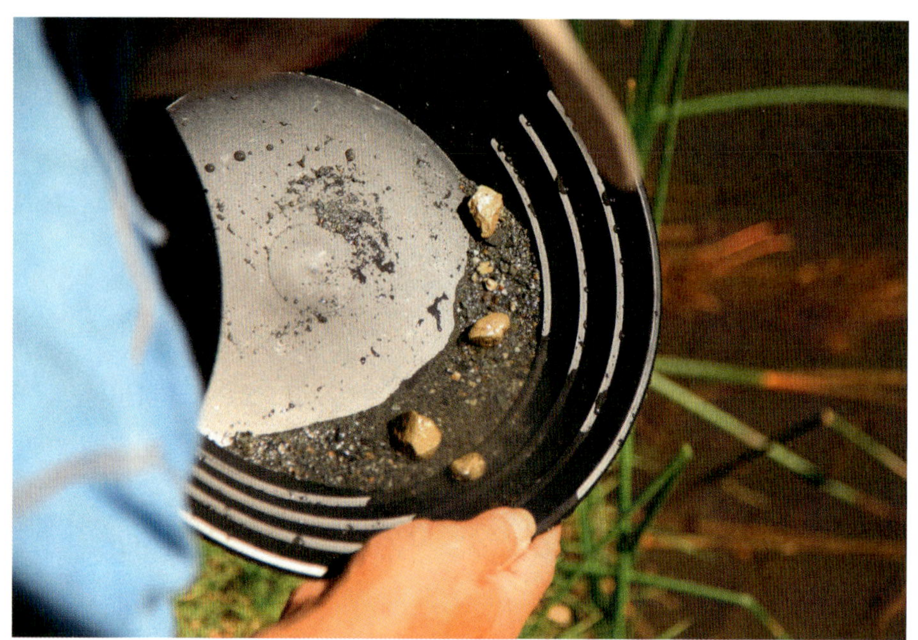

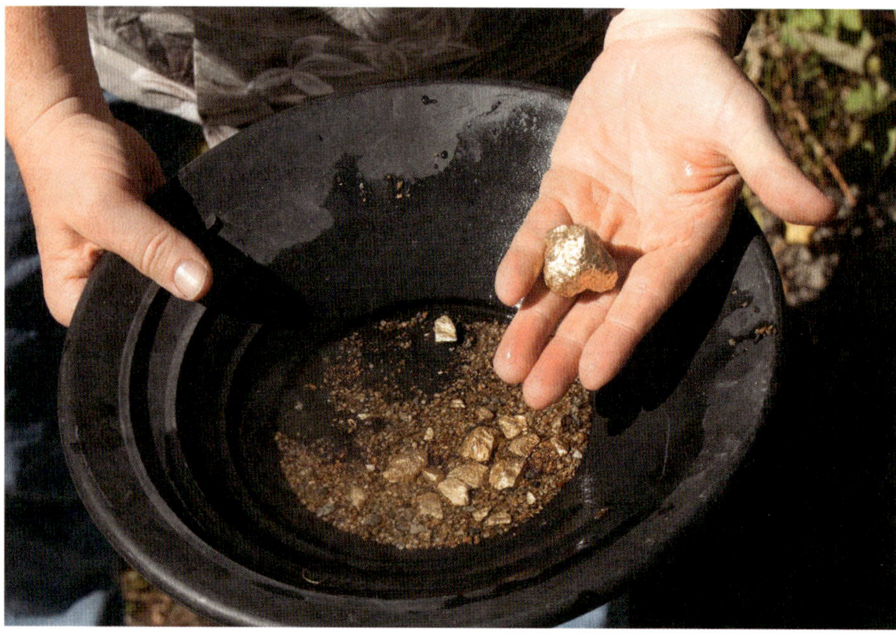

sionen herzlich eingeladen.« (www.goldsucher.de) Auch ein Buch gibt es für frischgebackene und erprobte Goldwäscher dazu. Geschrieben hat es der Goldsucher Björn Sander: *Goldwaschen. Für Einsteiger, Aussteiger und Durchsteiger,* und Franz-Josef Andorf hat das Vorwort dazu geschrieben.

Rund 500 Tonnen liegen im Sand des Rheins – in Form winziger Krümel zwischen Basel und Mainz. Vor Millionen von Jahren wurde es aus den Goldquarzgängen in Gebirgen wie den Alpen und Vogesen ausgewaschen und vom Regen in die Flüsse gespült. Dort setzte es sich wegen seines Gewichts im Sand und Flussschotter ab und ist heute unverändert schön. Das Gold im Rhein kommt aus den Schweizer Alpen. Über die Emme durch die Aare bei Waldshut gelangt es in den Rhein. Die Goldpartikel werden dabei immer kleiner, je weiter flussabwärts es geht. Allerdings sind auch die größeren Partikel nicht etwa Goldklumpen, sondern nur wenige Milligramm schwere Teilchen. Immerhin kann man sie mit dem bloßen Auge sehen. Wenn sie weitergetragen werden, verringert sich ihr Volumen und sie werden zu Goldflittern, deren Gewicht nur noch tausendstel Gramm betragen.

Die ältesten bekannten Goldvorkommen liegen im Napfbergland in der Schweiz. Dort suchten schon die Römer und Kelten nach Napfgold. Auch heute noch ist Goldwaschen in den Bächen des Napfgebietes sehr beliebt.[3]

Reich wird man mit den Goldfunden im Rhein wohl kaum werden, denn die Ausbeute ist nicht sehr groß. Doch inzwischen wird im Fluss auch professionell nach Gold gesucht. Nach mehrfachem Sieben, Zentrifugieren und Waschen von Tonnen von Kies bleibt im südpfälzische Kieswerk Rheinzabern eine Schicht winzig kleiner Goldkörner übrig, aus der nach einigen Wochen immerhin ein Nugget von 300 Gramm gegossen werden kann. Das sind beim aktuellen, eher gemäßigten Goldpreis (Oktober 2013) rund 13 000 Euro.

Um Goldnachschub für den Rhein braucht man sich nicht zu sorgen. Durch die Verwitterung der Gebirge taucht auch weiterhin goldhaltiges Gestein auf, das ausgeschwemmt wird und schließlich im Rhein und anderen Flüssen und Bächen landet.

Nehmen Sie also eine Waschpfanne, eine Schaufel und ein Sieb in die Hand, bringen Sie viel Geduld mit und versuchen Sie Ihr Glück!

Der Rausch des Goldes

Geld allein macht nicht glücklich. Es gehören auch noch Aktien, Gold und Grundstücke dazu.

Danny Kaye

Einen Goldrausch, wie er Mitte des 19. Jahrhunderts die Menschen packte und viele ins Elend stürzte, wird es am Rhein sicher nicht geben. Damals suchten Tausende ihr Glück in Kalifornien, nachdem 1848 das erste Goldnugget bei Sutter's Mill entdeckt wurde. Das Grundstück gehörte dem in Südbaden geborenen Johann August Sutter.

Er war nach Kalifornien ausgewandert, wo er große Ländereien erwarb und einen blühenden Betrieb aufbaute. Der Goldfund und der darauf folgende Ansturm der Goldgräber stürzten Sutter ins Elend. Gegen seinen Willen durchwühlten die Goldgräber sein Land, er verlor alles und starb verarmt. Die Schadensersatzansprüche, die er vor Gericht durchsetzen konnte, wurden nie eingelöst.

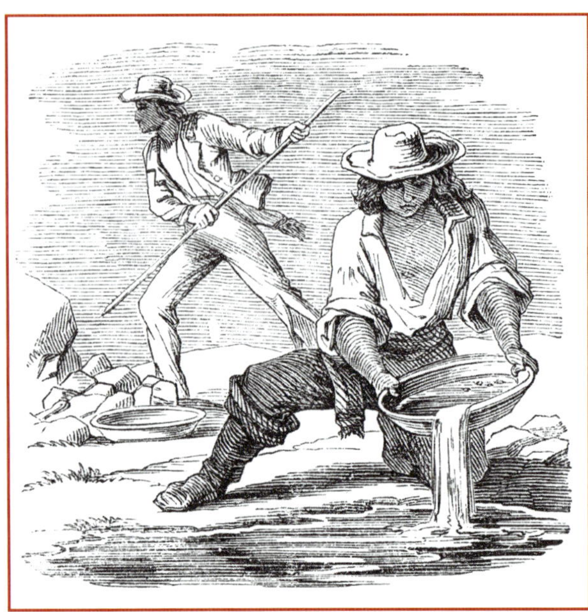

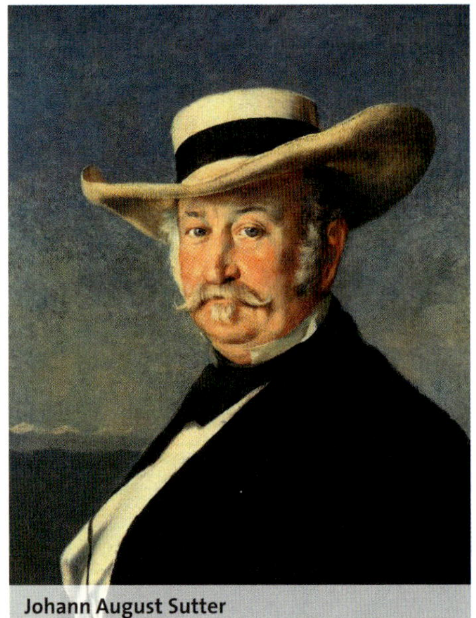

Johann August Sutter

Die Goldsucher ließen oft alles hinter sich, machten sich auf die Suche und scheuten weder Mühe noch Entbehrungen, um an das Ziel ihrer Sehnsucht zu gelangen. Viele kamen schwer gezeichnet oder gar nicht zurück. Berühmt-berüchtigt ist auch der Goldrausch am Klondike-River in Alaska.

Das Wort Goldrausch ist übrigens eine nicht korrekte Übersetzung des englischen Namens *gold rush,* was so viel wie »Jagd auf Gold« bedeutet.

Um Gold wurden Kriege geführt, es wurde dafür geplündert und gemordet. Goldfunde lockten europäische und vor allem spanische Eroberer nach Mittel- und Südamerika. Sie ermordeten die Eingeborenen und brachten das Gold nach Europa, sodass Spanien zu einer der reichsten Nationen wurde.

Wissenswerte Fakten über Gold

Gold ist ein Edelmetall. Wie alle Metalle dieser Gruppe kommt es in der Natur in reiner (»gediegener«) Form vor, häufiger jedoch in Verbindung mit Erzen. Wie der Name nahelegt, nehmen Edelmetalle eine besondere Stellung ein, weil sie besonders korrosionsbeständig sind. Außerdem lassen sie sich legieren und sind leicht zu bearbeiten. Zu den Edelmetallen gehören Silber, Kupfer und die Platinmetalle. Jedes dieser Metalle besitzt spezielle Eigenschaften, die sie für unterschiedliche Zwecke wertvoll machen.

Im Reinzustand, also unlegiert, ist Gold weich wie Zinn. Rotgold ist kein reines Metall, sondern eine Goldlegierung, das heißt eine Mischung aus zwei oder mehreren Metallen. Bei Rotgold besteht die Legierung aus Feingold und einem relativ hohen Kupferanteil, der für die rote Farbe und größere Härte sorgt. Um das Material leichter bearbeitbar zu machen, wird manchmal etwas Silber beigemischt. Seine erstaunliche Farbkraft zeigt Gold, wenn es in Flüssigkeit gelöst wird, und zwar selbst bei einer hohen Verdünnung: es kann rot, violett bis purpurfarben, rosa oder blaugrün erscheinen. Die Farbe hängt mit der Größe der Partikel zusammen. In der Größenordnung um 20 Nanometer erscheint kolloidales Gold rot, sind die Partikel größer als 100 Nanometer, zeigen sie eine blauviolette Färbung. Auch wenn man eine Flasche mit kolloidalem Gold einige Jahre stehen lässt, färbt sich die Lösung allmählich blauviolett. Grund dafür ist, dass sich die Goldpartikel mit der Zeit zusammenballen.

Damit Sie sich die winzigen Dimensionen, in denen wir uns im Nanobereich bewegen, besser vorstellen können, füge ich hier nochmals Umrechnungen ein: ein Nanometer (1 nm) ist ein Millionstel Millimeter; entsprechend sind 1 000 000 Nanometer gleich ein Millimeter. Ein Nanometer entspricht in einem Stück Metall etwa der Länge von vier aneinandergereihten einzelnen Atomen!

Im Periodensystem der Elemente, das alle chemischen Elemente nach steigender Kernladung einteilt und 118 Elemente umfasst, hat Gold die Ordnungszahl 79, also eine relativ hohe Ladung. Sein Elementsymbol ist Au von lateinisch Aurum, Gold. Es zählt zu den Übergangselementen, die eine Sonderstellung einnehmen. Der Schmelzpunkt liegt bei 1064,4 °C, der Siedepunkt bei 2856 °C. In wissenschaftlichen Artikeln werden Gold-Nanopartikel meist als AuNP (von Aurum, Gold, und Nanopartikel) bezeichnet.

Die Reinheit von Gold wird traditionell in Karat angegeben. Reines Gold, das auch Feingold genannt wird, entspricht 24 Karat. Mit der Einführung des me-

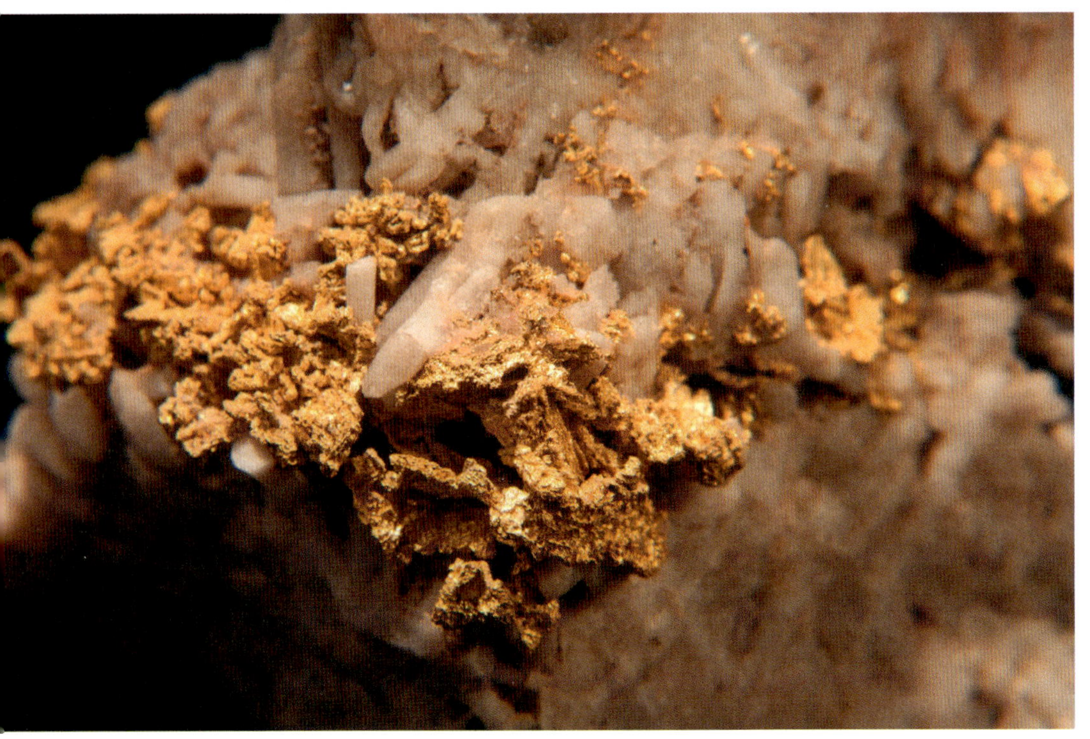

trischen Systems, bei dem der Meter als Basislänge dient, wurde auch eine neue Form der Reinheitsangabe eingeführt, die den Goldgehalt in Promille ausdrückt. Der Stempel »750« bedeutet, dass von 1000 Anteilen 750 Anteile reines Gold vorhanden sind. Das sind drei Viertel der Gesamtmenge, was 18 Karat entspricht. Gold »585« entspricht 14 Karat, »375« entspricht neun Karat und »333« entspricht acht Karat. Je geringer die Gewichtsanteile Gold in der Gesamtmasse sind, desto härter ist die Goldlegierung.

Trotz seiner großen Dichte – Gold ist fast doppelt so schwer wie Blei – ist es nicht nur weich, sondern auch außergewöhnlich dehnungsfähig. Ein Gramm Gold kann zu einem zwei Kilometer langen Draht ausgezogen werden. Ein wenig mehr, etwa die Größe eines Streichholzkopfs, reicht mehr als drei Kilometer weit oder kann zu 50 Quadratmetern grün durchscheinender Folie ausgewalzt werden. Um Gold zu härten, wird es oft als Legierung mit Silber, Kupfer, Zink, Kadmium und Nickel vermischt. Reines Gold hat 24 Karat und enthält 99,9 Prozent Gold. Bei 22 Karat sind es 22 Anteile Gold und zwei Teile eines anderen Metalls.

Gold bleibt immer Gold. Es rostet nicht, es oxidiert nicht, behält seine Farbe und seinen Glanz. Archäologische Funde von goldenem Schmuck und anderen Gegenständen sind ungewöhnlich gut erhalten. Weder Säuren noch Basen können ihm etwas anhaben. Nur einige stark oxidierende Säuren wie Königswasser, ein Gemisch aus konzentrierter Salpetersäure und konzentrierter Salzsäure, oder Selensäure sind in der Lage, Gold aufzulösen. Die Echtheit und Reinheit von Gold kann mit Königswasser geprüft werden. Wird Gold in Königswasser gelöst, bildet sich Tetrachloridogoldsäure (Goldchlorid), eine Verbindung von Gold und Chlor. Tetrachloridogoldsäure ist ein wichtiger Ausgangsstoff für weitere Goldverbindungen.

Die beständige Schönheit des Edelmetalls macht es zum Sinnbild für das Bleibende, für Unzerstörbarkeit und Ewigkeit. Schmuck, goldene Gegenstände, Zahngold und Goldmünzen und -barren sind die bekanntesten Formen von Gold. Schmuckstücke haben häufig 18 Karat, da sie dann einen höheren Härtegrad aufweisen und auch preislich günstiger sind. Auch in der Glasherstellung hat Gold seinen Platz, nicht nur zur Verzierung, sondern auch, um spezielles

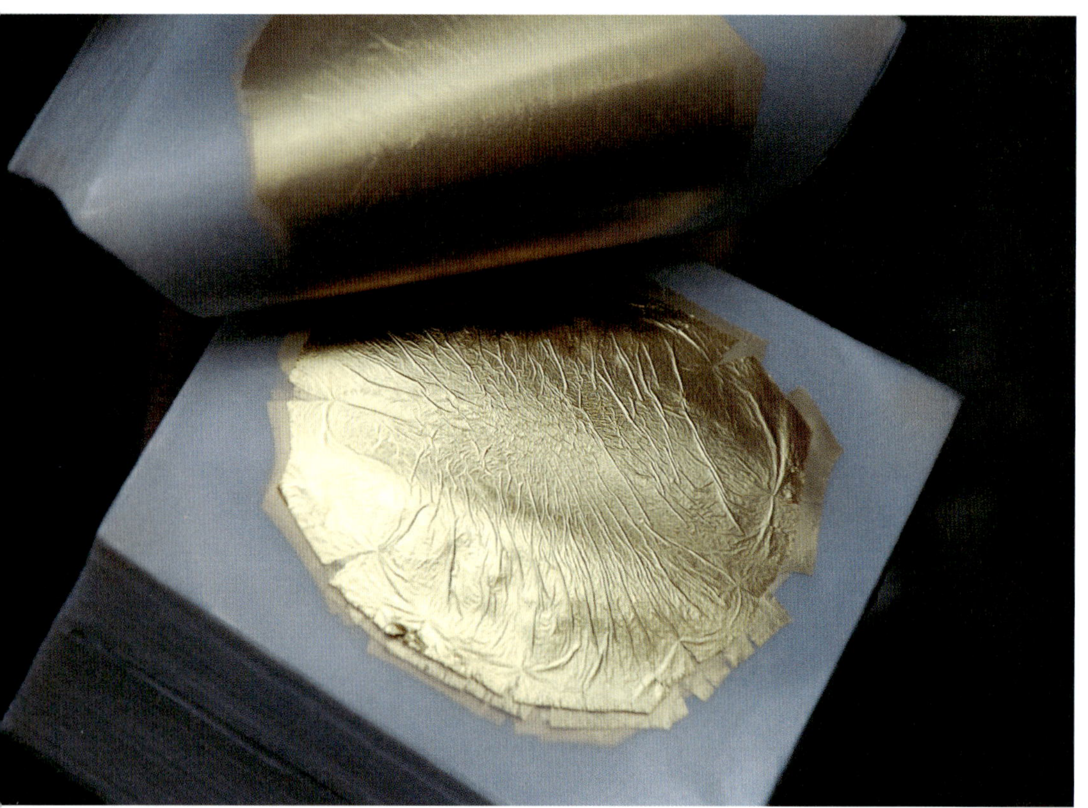

Glas für klimatisierte Gebäude herzustellen. Das Metall reflektiert die Sonnenstrahlung und unterstützt die Kühlung, hält aber auch die Wärme im Raum durch Reflektion nach innen.

Wegen seiner ausgezeichneten Leitfähigkeit auch bei geringen Spannungen ist Gold ein wichtiges Material in der Elektroindustrie. Elektronische Bauteile, die aus Gold gefertigt oder vergoldet wurden, sind ausgesprochen verlässlich, denn sie rosten nicht. Für Stecker, Schalter, Relaisanschlüsse, Lötstellen, Anschlussdrähte und -adapter ist Gold das ideale Material. Fast in allen hoch entwickelten Geräten wie Mobiltelefone, Rechner, elektronische Organizer und Fernseher findet sich eine kleine Menge des Edelmetalls. Bei einer Produktion von rund einer Milliarde Mobiltelefonen, die meist nur zwei Jahre benutzt und nicht wiederverwertet werden, entsteht ein große Menge nicht genutzten Goldes. In Computern und Laptops ermöglicht Gold die schnelle und genaue Übermittlung von Daten zwischen den Bauteilen.

In der Luft- und Raumfahrttechnik spielt Gold ebenfalls eine wichtige Rolle. Auch hier wird die große Leitfähigkeit und der Schutz vor Korrosion genutzt, um zum Beispiel die Funktionstüchtigkeit von Schaltkreisen zu erhöhen. Bauteile von Raumsonden werden mit einer vergoldeten Polyesterfolie überzogen, wodurch sie die Infrarotstrahlung reflektieren und die Temperatur in den Raumfahrzeugen stabil halten. Ohne diese Beschichtung würden die dunklen Teile sehr viel Hitze absorbieren. Ein weiteres, faszinierendes Einsatzgebiet ist die Verwendung von Gold als Schmiermittel zwischen mechanischen Teilen. Denn im luftleeren Raum würden organische Schmiermittel von der intensiven Strahlung zerstört und sich verflüchtigen.

In der Lebensmittelindustrie werden Blattgold oder Blattgoldflocken als Lebensmittelfarbstoff E 175 zum Vergolden von Speisen und Getränken verwendet.

In der Zahnmedizin sind Goldlegierungen ein teures, aber ebenfalls sehr beständiges, ästhetisches und gut zu verarbeitendes Material ohne negative Nebenwirkungen, wie sie bei Amalgam auftreten können. Etruskische Heilkundige verwandten Gold bereits 700 v. Chr. für Zahnfüllungen, Ersatzzähne wurden mit Golddraht befestigt. Archäologische Funde belegen, dass in der Zahnheilkunde im Ägypten der Pharaonen, also noch deutlich früher, bereits Goldfüllungen bekannt waren. Viele chirurgische Instrumente und lebenserhaltende Vorrichtungen enthalten Gold, unter anderem weil das Edelmetall nicht mit anderen Bestandteilen der Instrumente reagiert.

Alchemistische Bakterien: aus Gift mach Gold

Aber magische Operation, gleich wie die Wissenschaft der Kabbala, *entspringt nicht aus Geistern oder Zauberei, sondern aus dem natürlichen Lauf der subtilen Natur.*

Paracelsus zugeschrieben

Ein ungewöhnliches Bakterium mit dem Namen *Cupriavidus metallidurans* schafft fast schon das, wovon die Alchemisten träumten: es macht zwar nicht

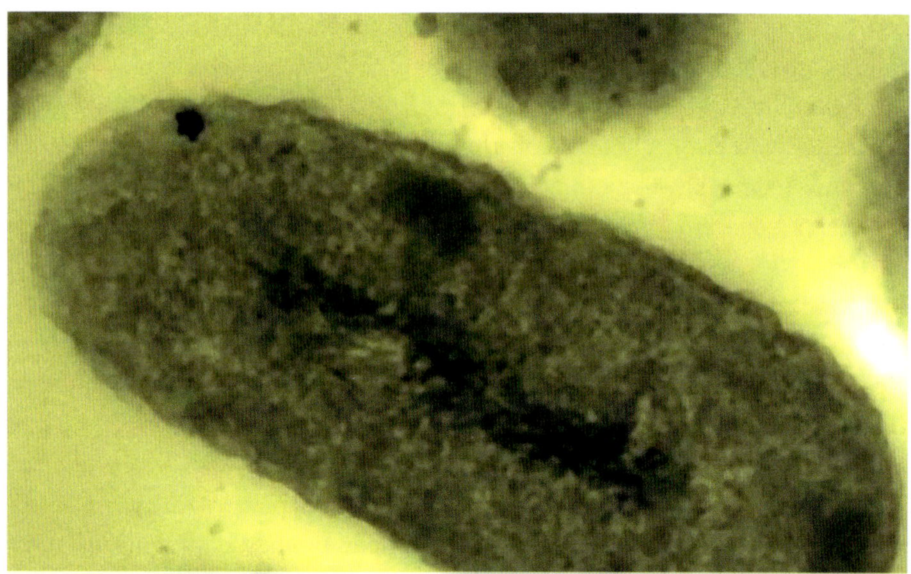

Bakterien machen aus Gift Gold: Ein goldener Nanopartikel ist deutlich erkennbar.

Gold aus Blei, aber immerhin reines Gold dort, wo es in giftigen Verbindungen besteht. Bio-Mineralisation nennt sich der Vorgang, bei dem ein lebender Organismus einen anorganischen Stoff wie Goldnuggets wachsen lässt. Entdeckt wurde das seltsame Bakterium, das in seinem Innern Gold erzeugt, von Dr. Frank Reith. Der australische Wissenschaftler hat sich auf die Wechselwirkungen zwischen Mikroorganismen und Spurenmetallen spezialisiert. Als er im Jahr 2006 das Bakterium *Cupriavidus metallidurans* an zwei Stellen in Australien auf Goldkörnern entdeckte, fand er das zunächst höchst erstaunlich. Denn schließlich lagen die beiden Stellen 3500 Kilometer auseinander. Warum suchte das Bakterium gerade das Edelmetall aus? Und warum dort?

Bislang galt es als wissenschaftlich erwiesen, dass die Entstehung von Gold ein anorganischer Vorgang ist. *Cupriavidus metallidurans* überzeugte die Wissenschaftler davon, dass es noch mehr Möglichkeiten der Goldproduktion gibt. Denn weitere Forschungen förderten die erstaunliche Fähigkeit der Bakterien zutage: aus giftigen Goldverbindungen reines Gold zu machen. Mit dieser besonderen Fähigkeit der Umwandlung schützen sie sich und können in Gegenden leben, die für andere Organismen nicht nutzbar sind. Denn die Böden, in denen sich das Bakterium aufhält, enthalten giftige Gold-Schwefel-Verbindungen. Wenn die Bakterien auf das toxische Gemisch treffen, schalten sie spezielle Gene an, die ihre Abwehrkraft erhöhen. Diese Aktion löst eine chemische Reaktionskette aus, welche die giftige Goldverbindung so umwandelt, dass ungiftige Gold-Kohlenstoff-Komplexe und reines Gold entstehen.[4]

In diesem Zusammenhang ist es interessant, sich an die Versuche der Alchemisten zu erinnern, Gold aus anderen Elementen zu erzeugen. Was sie damals nicht wussten: es ist auf chemischem Wege nicht möglich, ein Element in ein anderes umzuwandeln, da ein solcher Prozess gewaltige Mengen an Energie benötigen würde, wie sie zum Beispiel bei Kernreaktionen in Atomreaktoren entstehen, nicht aber bei chemischen Umwandlungsprozessen. Spezielle Mikroben sind in der Lage, auf ganz natürliche und unspektakuläre Weise etwas zu leisten, wofür sonst hochenergetische Vorgänge nötig wären.

Bakterien als Goldsucher? – Für die Biotechnologie hat diese Entdeckung weitreichende Konsequenzen. Denn nun ist die Entwicklung eines Golddetektors vorstellbar, der mit einem Biosensor Goldvorkommen aufspüren kann. Eine weitere Möglichkeit ist die, aus goldarmen Lösungen Gold zu gewinnen. Dies gelang zwei Forschern der *Michigan State University* im Jahr 2012. Kazem Kashefi und Adam Brown fütterten das Bakterium *Cupriavidus metallidurans* mit Goldchlorid, der Gold-Schwefel-Verbindung, auf die es spezialisiert ist. Eine Woche später lag das Ergebnis vor: Goldnuggets aus 99,9 Prozent reinem Gold (24 Karat). Noch kann man mit Aufwand und Ausbeute nicht reich werden. Doch die Möglichkeit, biologische Prozesse zur Gewinnung von Gold einsetzen zu können, öffnet eine vielversprechende Tür für künftige Weiterentwicklungen.

Mit seiner ungewöhnlichen Fähigkeit ist *Cupriavidus metallidurans* nicht allein. Auch die im Meer leben Glasschwämme sind in der Lage, anorganisches Material herzustellen. Die Schwämme wachsen in fantastischen Formen, bilden Rüsche und Kelche und formten einst auch riesige, lebende Riffe. Doch die Glasschwammriffe galten seit 55 Millionen Jahren als ausgestorben, bis Geologen im Jahr 1997 ein riesiges Glasschwammriff vor Vancouver in Kanada entdeckten. Mit ihrer Fähigkeit, Riffe zu bauen, indem sie Glasfasern herstellen, haben die Glasschwämme ähnlich wie Korallen eine immense Bedeutung für die Ökosysteme im Meer. Bestimmte Fischarten, die wichtig für die Nahrungskette und die Wasserzusammensetzung sind, wachsen dort auf.

Gold, das auf Bäumen wächst

Haben Sie schon davon gehört, dass Gold auf Bäumen wächst? Wenn nicht, können Sie hier ein weiteres Wunder der Natur entdecken: Australische Forscher fanden heraus, dass Eukalyptus- und Akazienbäume Goldpartikel mit dem Wasser aus dem Boden ziehen und sie in Blättern und der Rinde einlagern. Das Phänomen von Gold in einigen Pflanzen war bereits bekannt, doch die Wissenschaftler gingen davon aus, dass der Wind die Blätter mit einer feinen Goldschicht überzogen hatte und einige davon darin verblieben. Eine genaue Untersuchung im Jahr 2013 brachte nun neue Erkenntnisse: Die tiefwurzenden Bäume – ihre Wurzeln reichen bis zu 40 Metern in den Boden – »trinken« das in Wasser gelöste Edelmetall. Da Gold vermutlich auch in geringen Mengen giftig für die Bäume ist, transportieren sie es in die Rinde, Zweige und Blätter, wo sie es abstoßen können.

Damit Bäume Gold aufnehmen können, muss sich unter dem Baum eine Goldlagerstätte befinden. Um sicherzugehen, dass kein Goldstaub die Blätter erreicht haben konnte, nahmen die Wissenschaftler nur Proben von Eukalyptusbäumen mit einem ausgewählten Standort: Das unter ihnen liegende Gold hatte eine so geringe Konzentration, dass es nicht abgebaut wurde. Eine Untersuchung der Proben mit Röntgenstrahlen im Labor ergab, dass sich in den Blättern mehrere Goldpartikel mit einer Größe von etwa acht Mikrometern befanden (ein Mikrometer entspricht einem Millionstel eines Meters).

Eine aussichtsreiche Alternative für private Goldsucher sind die Bäume allerdings nicht. Zum einen können die winzigen Teilchen mit bloßem Auge nicht wahrgenommen werden. Zum anderen sind die Mengen extrem gering. »Nach unseren Berechnungen wären 500 Bäume nötig, um genug Gold für ei-

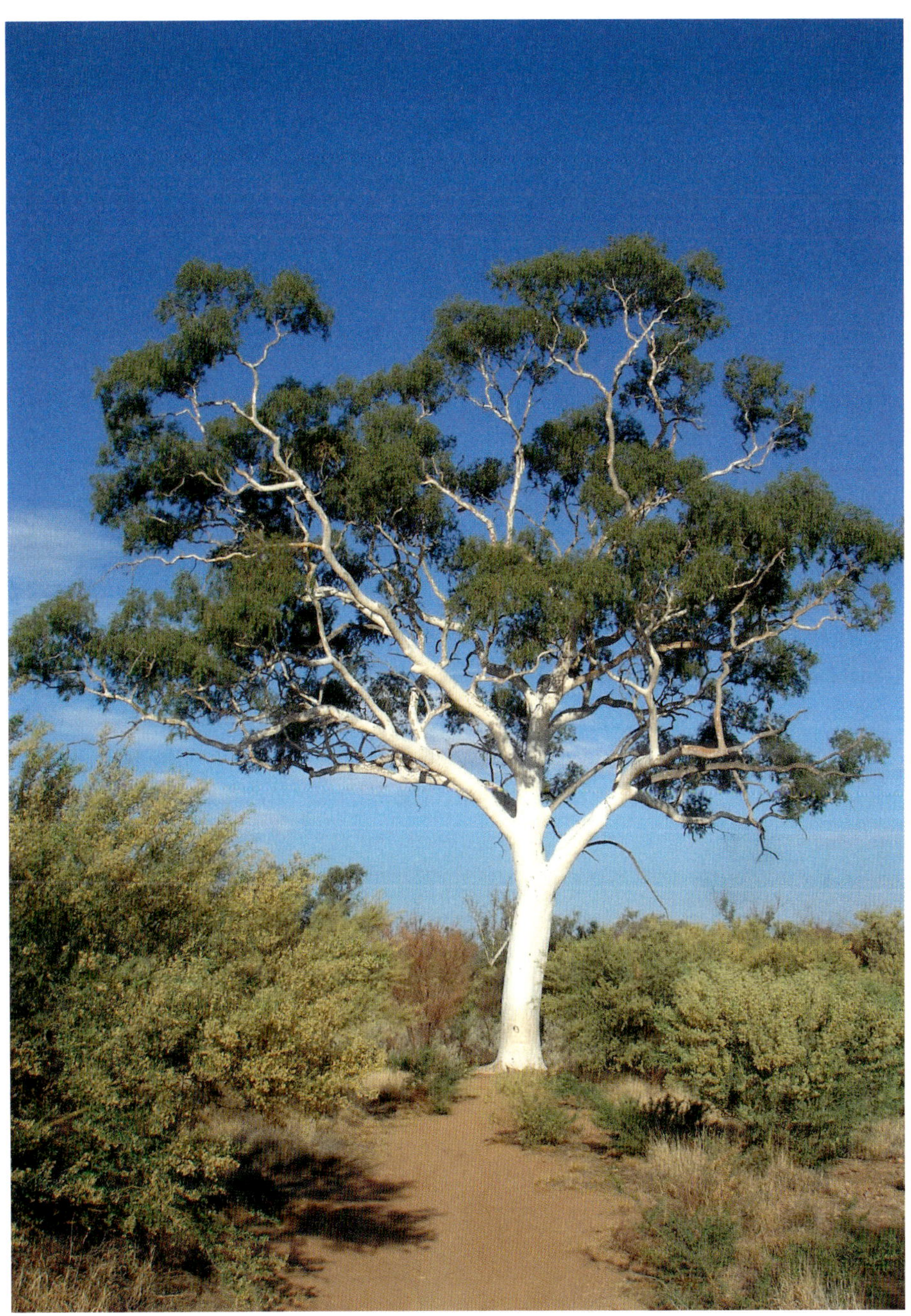

nen Goldring zu gewinnen«, erklärte Dr. Melvyn Lintern von der australischen Forschungsbehörde CSIRO.

Für die professionelle Suche nach neuen Goldadern kann es sich allerdings lohnen, auch einen Blick auf die Wipfel bestimmter Bäume zu werfen, statt nur auf den Boden. Denn die Forschungsergebnisse könnten helfen, bisher unbekannte Goldlagerstätten aufzuspüren. »Das Gold in den Blättern sagt uns, dass wir ein Goldvorkommen unter den Füßen haben und in einigen von uns durchgeführten Untersuchungen lagen diese Vorkommen bis zu 30 Meter unter der Oberfläche. Das entspricht der Höhe eines zehngeschossigen Gebäudes«, sagte Dr. Lintern, und fährt fort: »Bohrungen sind sehr nützlich, aber auch sehr teuer. Durch die Analyse der Vegetation an der Oberfläche lassen sich die Explorationskosten senken, sodass das von den Unternehmen eingesparte Geld für andere Dinge verwendet werden kann. Darüber hinaus ist die Prüfung der Pflanzen eine sehr umweltfreundliche Art und Weise der Exploration.«[5]

Gold im Mythos und in Märchen

Zum Golde drängt, am Golde hängt doch alles.

Johann Wolfgang von Goethe, Faust

Schon immer war Gold kostbar. Sein besonderer Glanz zog die Menschen zu allen Zeiten in seinen Bann. Es war von einem mystischen Hauch umgeben, es entzündete die Sehnsucht und das Verlangen nach Schönheit und Vollkommenheit, nach Stärke, Kraft und Wohlbefinden. In Märchen und den Mythen der Völker kommt diese Anziehungskraft auf vielfältige Weise zum Ausdruck. Oft wird das sonnenhafte Metall als Himmelsgeschenk beschrieben, und als Belohnung für besonderen Fleiß, für Tugendhaftigkeit oder Hilfe. Da ist die Goldmarie, die in den Diensten der Frau Holle fleißig arbeitet und auch nicht zu faul ist, ein fertiges Brot im Ofen vor dem Verbrennen zu retten und einen Baum mit reifen Äpfeln zu schütteln. Als sie durch das Tor zurück in ihre Heimatwelt schreitet, wird sie mit einem Goldregen überschüttet. Ihre faule Schwester dagegen wird mit einem Pechregen bestraft. Rumpelstilzchen hilft

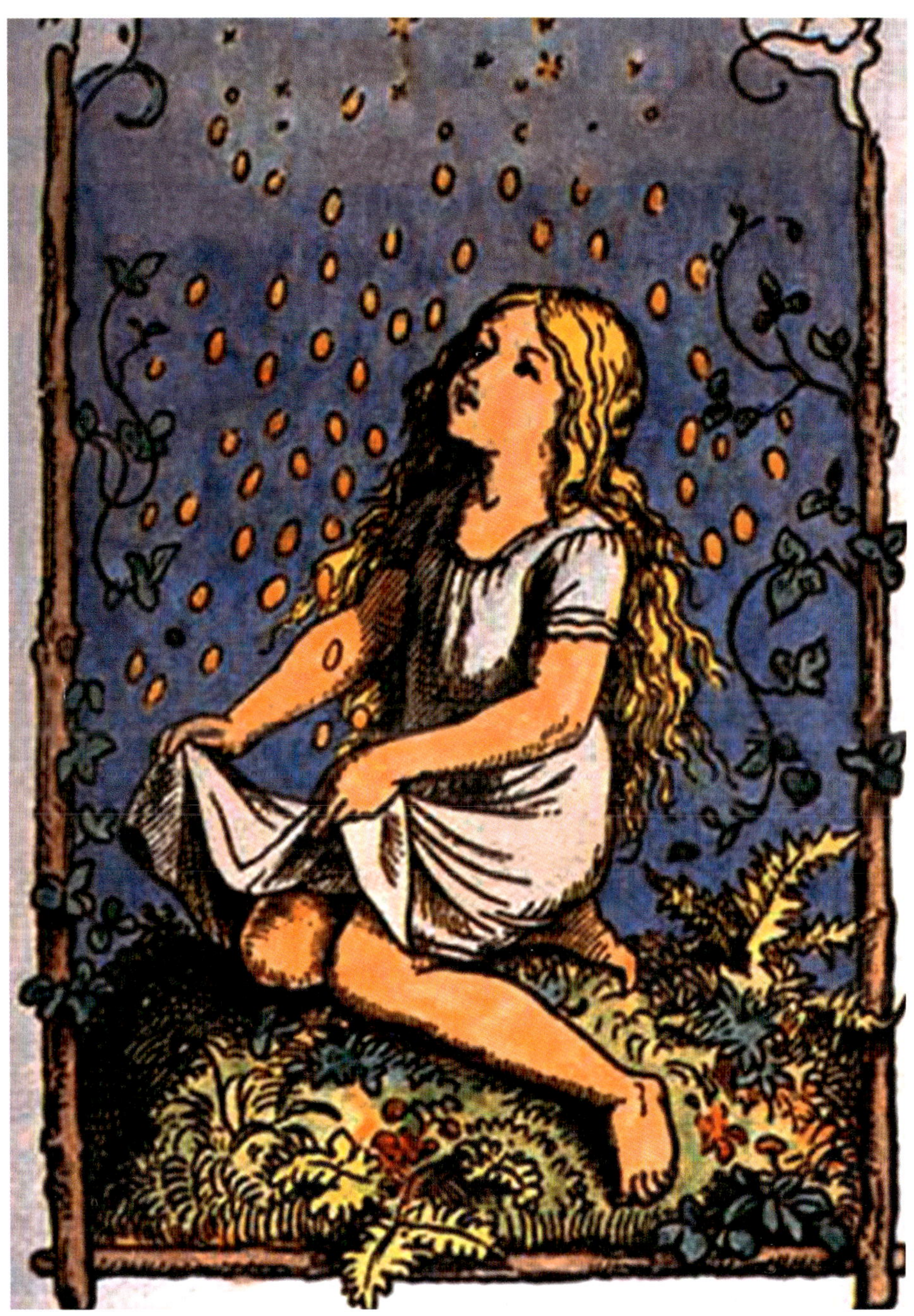

der Königstochter, aus Stroh Gold zu spinnen und verlangt dafür einen ungeheuerlichen Preis: ihr Kind. Im Märchen *Tischlein deck dich, Goldesel und Knüppel aus dem Sack* speit ein Esel immer dann Goldstücke aus, man ihm sagt: »Bricklebrit!«, und zwar hinten und vorn. Wundersame Vöglein legen goldene Eier, die drei goldenen Haare des Teufels retten ein Glückskind und bestrafen einen habgierigen König, und mächtige Drachen hüten einen Goldschatz. *Hans im Glück* geht einen ganz anderen Weg. Der Bauernjunge wird von seinem reichen Herrn zum Abschied mit einem großen Goldklumpen beschenkt. Doch der Hans möchte so schnell wie möglich heim zu seiner Mutter und der Goldklumpen wiegt schwer. Da tauscht er ihn gegen ein Pferd, doch auch mit dem Pferd hat er seine Mühe, und er tauscht es gegen eine Kuh. Aus der Kuh wird ein Schwein, aus dem Schwein eine Gans und daraus zwei Wetzsteine, die ihm alle Wünsche erfüllen sollten. Und als er so mit den Steinen ging, wurde er hungrig und das Gewicht der Steine drückte ihn besonders. »Da konnte er sich des Gedankens nicht erwehren, wie gut es wäre, wenn er sie gerade jetzt nicht zu tragen brauchte«, heißt es im Märchen. Und als der Wunsch in Erfüllung ging und die Steine ins Wasser plumpsten, »sprang (er) vor Freuden auf, kniete dann nieder und dankte Gott mit Tränen in den Augen, dass er ihm auch diese Gnade noch erwiesen und ihn auf eine so gute Art, und ohne dass er sich einen Vorwurf zu machen brauchte, von den schweren Steinen befreit hätte, die ihm allein noch hinderlich gewesen wären. ›So glücklich wie ich‹, rief er aus, ›gibt es keinen Menschen unter der Sonne.‹ Mit leichtem Herzen und frei von aller Last sprang er nun fort, bis er daheim bei seiner Mutter war.«

So kann alles auf dieser Erde ein Segen und eine Last sein, selbst das wunderbare Gold.

Der Heilige Gral und das Goldene Vlies

Die griechische Mythologie berichtet von Jason und dem Goldenen Vlies – dem Widder Chrysomeles mit dem goldenen Fell, der fliegen konnte. Er rettete den Phrygsos vor seiner Stiefmutter, die ihm und seinem Bruder Helle nach dem Leben trachtete, indem er ihn über den Hellespont, die Meerenge, die Europa von Asien trennt, nach Kolchis trug. Sein Bruder Helle fiel von seinem Rücken ins Meer, das nach ihm Hellespont benannt wurde. Dort wurde der Goldene

Widder im Tempel des Zeus geopfert aus Dankbarkeit, dass die Götter das Leben des Phrygsos bewahrt hatten. König Aietes erhielt sein Fell, das Goldene Vlies. Er hing es im heiligen Hain des Gottes Ares auf, wo es von einem riesigen Drachen bewacht wurde, der niemals schlief.

Aus purem Gold ist der mythische Heilige Gral, nach dem Menschen seit Urzeiten suchen. Er soll das Trinkgefäß Jesu beim letzten Abendmahl gewesen sein. Einer anderen Überlieferung zufolge fing der Gral das Blut des am Kreuz Sterbenden auf. Glückseligkeit, ewige Lebenskraft und Macht sollte er denen bringen, die ihn sahen oder gar besaßen.

Goldmaske des Agamemnon

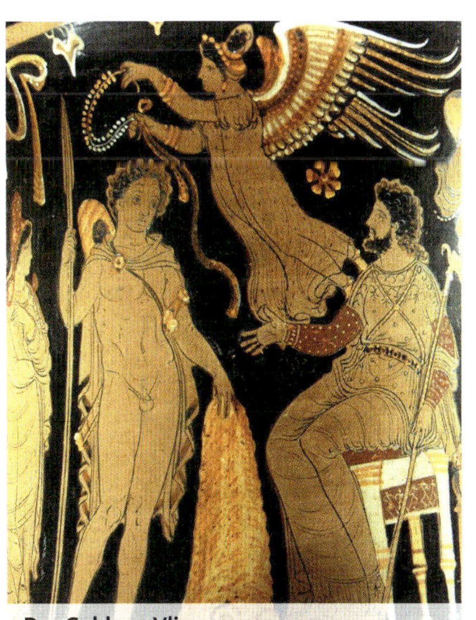

Das Goldene Vlies

Kaum eine mythologische Figur ist so verwoben mit dem Gold wie König Midas von Phrygien. Er wurde bekannt für seine Habgier und die dramatischen Folgen, die sich für ihn daraus ergaben. Für die Freilassung des Silenos, dem alten Lehrer des Dionysos, forderte Midas von dem Gott die Erfüllung eines Wunsches: Alles, was er berühre, sollte zu Gold werden. Der Gott erfüllte seinen Wunsch, doch nun verwandelten sich nicht nur Steine, Zweige, die Türpfosten und selbst das Wasser zu schimmerndem Gold, wenn er sie berührte, sondern auch alles, was er essen und trinken wollte und jeder

Mensch, sodass er völlig einsam wurde. Midas drohte zu verhungern und zu verdursten. Nun erkannte er seine Verblendung. Verzweifelt bat er Dionysos, sein todbringendes Geschenk zurückzunehmen. »Geh an die Stelle, an der der Fluss Paktolos entspringt«, antwortete ihm der Gott. »Tauche dein Haupt in das Wasser und reinige dich von deiner Schuld.« Da ging die goldschöpfende Zauberkraft auf den Fluss über. Von da an war der Paktolos, der seither Goldsand mit sich führt, der goldreichste Fluss Kleinasiens. Und so erklärten sich die Menschen des Altertums, weshalb im Fluss Gold zu finden ist.

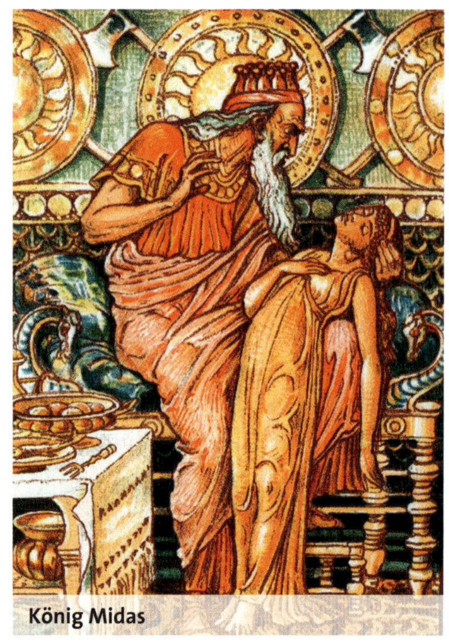
König Midas

In der *Bibel* wird vom Goldenen Kalb erzählt, einem Götzenbild, das die Israeliten nach dem Auszug aus Ägypten herstellten, während Moses auf dem Berg Sinai die Zehn Gebote erhielt. Noch heute sprechen wir vom »Tanz um das Goldene Kalb«, um die Verehrung des Materiellen und Besitzgier zu beschreiben. Im Alten Testament wird auch das sagenhafte Goldland Ophir erwähnt, das durch seinen Goldreichtum bekannt wurde. Von dort soll König Salomon seinen Goldschatz geholt haben.

Warum Moses den Hebräern Goldwasser gab

Im 2. Buch Moses, Kapitel 32, berichtet die *Bibel* vom *Goldenen Kalb* – das sich die Hebräer bauten, um einen neuen Gott zu haben, dem sie huldigen konnten –, von Moses Zorn und dem Goldwasser, das er ihnen zu trinken gab. Moses war auf den Berg Sinai gestiegen, um die Gebote Gottes zu empfangen. Dort blieb er lange und das Volk wurde ungeduldig. Die Hebräer glaubten, Moses sei etwas zugestoßen und wandten sich an Aaron, der ihnen einen Gott machen sollte, der sie führen würde. Aaron sammelte alles Gold ein, das sie besaßen und schuf daraus das berühmte Goldene Kalb. Die Hebräer tanzten darum und brachten ihm Opfer. Das erregte den Zorn Gottes so sehr, dass er das Volk auslöschen wollte. Moses flehte, die Menschen zu verschonen. Er stieg mit den beiden Gesetzestafeln vom Berg Sinai herab und ging zurück zu seinem Volk. Als er das tanzende Volk sah, zerschmetterte er die Tafeln wutentbrannt am Fuße des Berges. Und nun kommt die entscheidende Stelle im *Bibel*-Text:

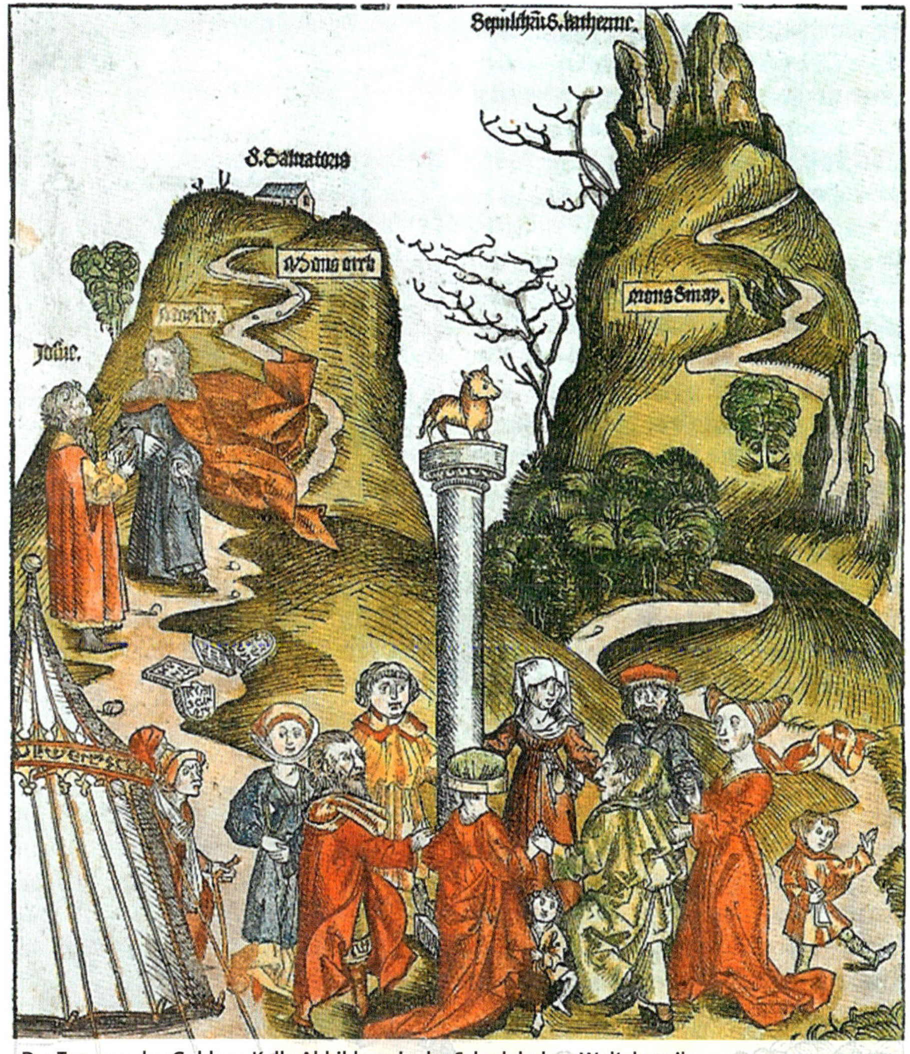

Der Tanz um das Goldene Kalb, Abbildung in der Schedelschen Weltchronik

»Dann nahm er das Kalb, das sie gegossen hatten, verbrannte es, zerrieb es zu feinem Staub, streute ihn ins Wasser und gab davon den Israeliten zu trinken.« Warum tat Moses das? Er folgte einem uralten Wissen: seit jeher war Gold mit geistiger und seelischer Reinigung verbunden, mit einer neuen, inneren Klarheit. Seine Geste sollte die Verblendung der Hebräer beseitigen und sie auf den richtigen Pfad zurückführen.

Das Goldene Zeitalter

Einst lebten die Menschen in einem Goldenen Zeitalter, berichtet die griechische und später auch die römische Mythologie. In dieser Urphase der Menschheitsgeschichte lebten die Menschen in vollkommener Harmonie, im Einklang mit der Natur und den Rhythmen des Kosmos. Da die Natur alles spendete, was gebraucht wurde, gab es weder Handel noch Ackerbau. Die Menschen lebten ohne Krankheit, Sorgen und Angst. Kriege, Laster und Verbrechen waren unbekannt. Weder Gesetze noch Strafen waren nötig, denn jeder Mensch handelte ganz von selbst auf ethische Weise. Doch im Verlauf der folgenden Zeitalter, dem Silbernen, Bronzenen und dem Zeitalter der Heroen, veränderten sich die

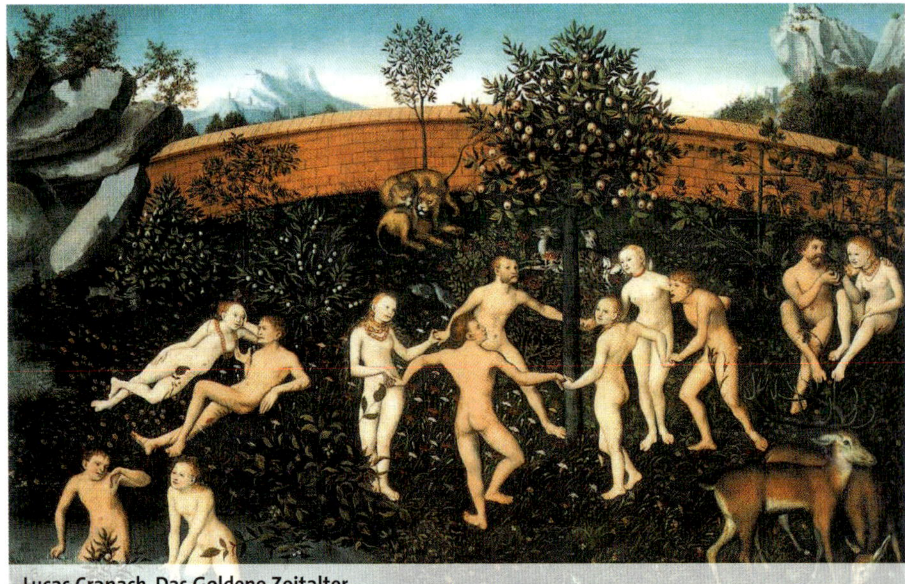

Lucas Cranach, Das Goldene Zeitalter

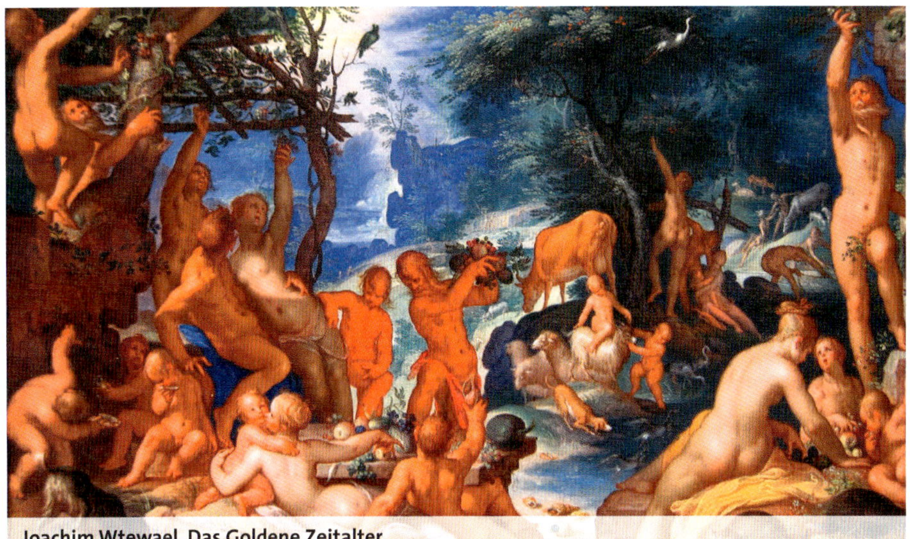

Joachim Wtewael, Das Goldene Zeitalter

Menschen. Die natürliche Moral verfiel und Macht- und Besitzgier setzten ein, und damit begann die Zeit, in der wir noch heute leben. Die Sehnsucht nach einem Goldenen Zeitalter zieht sich durch die Jahrtausende. Gerade in unserer Zeit, in der sich die Menschen verunsichert und unglücklich fühlen, hoffen wieder viele darauf, dass ein neues Goldenes Zeitalter anbrechen wird.

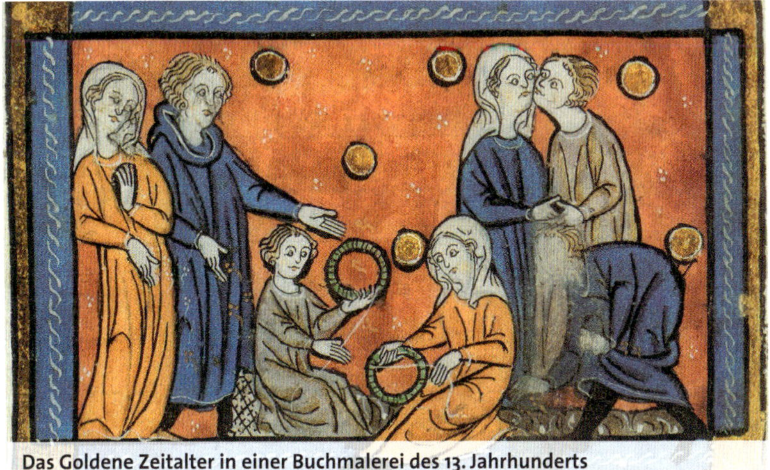

Das Goldene Zeitalter in einer Buchmalerei des 13. Jahrhunderts

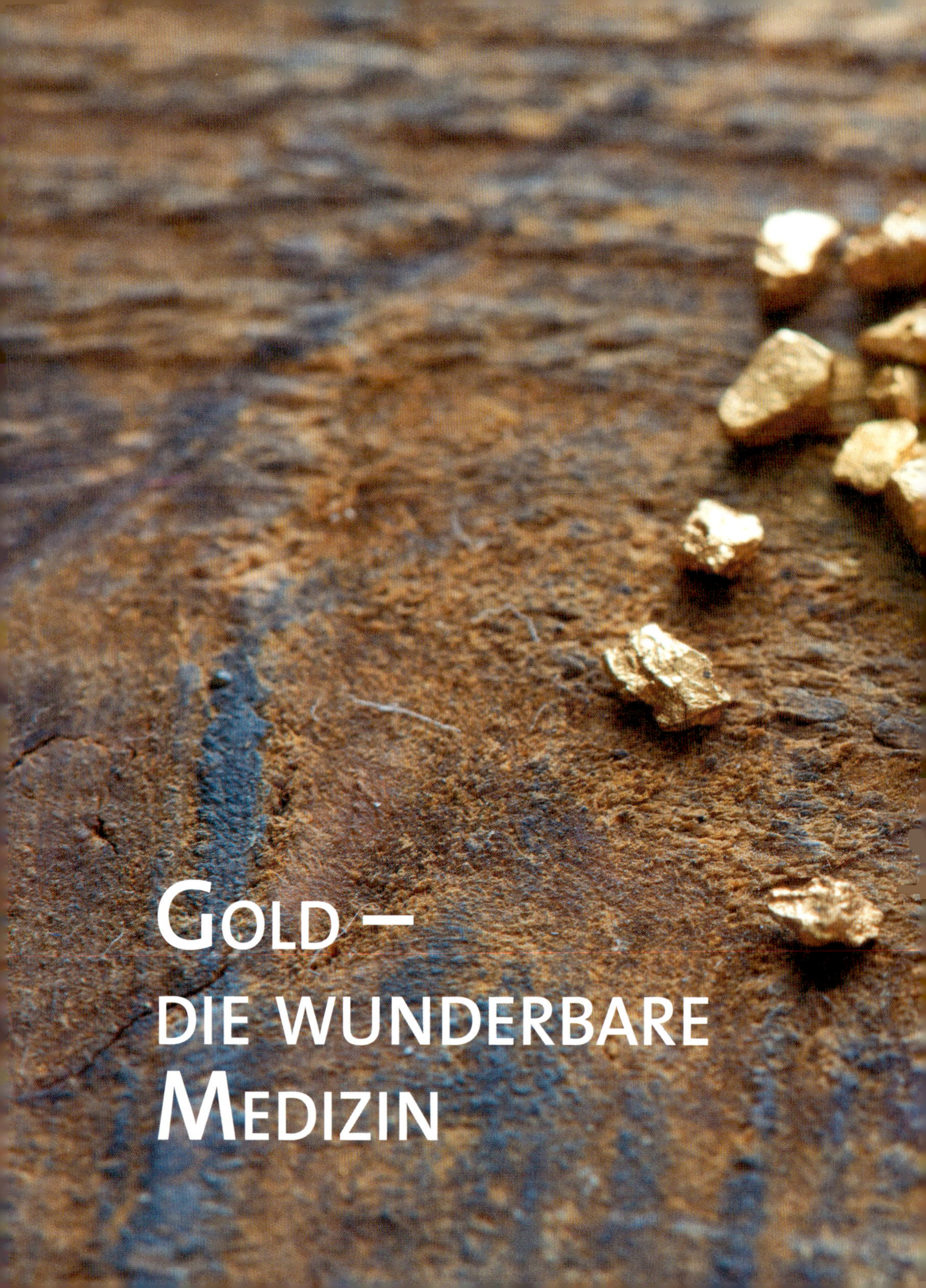

Gold – die wunderbare Medizin

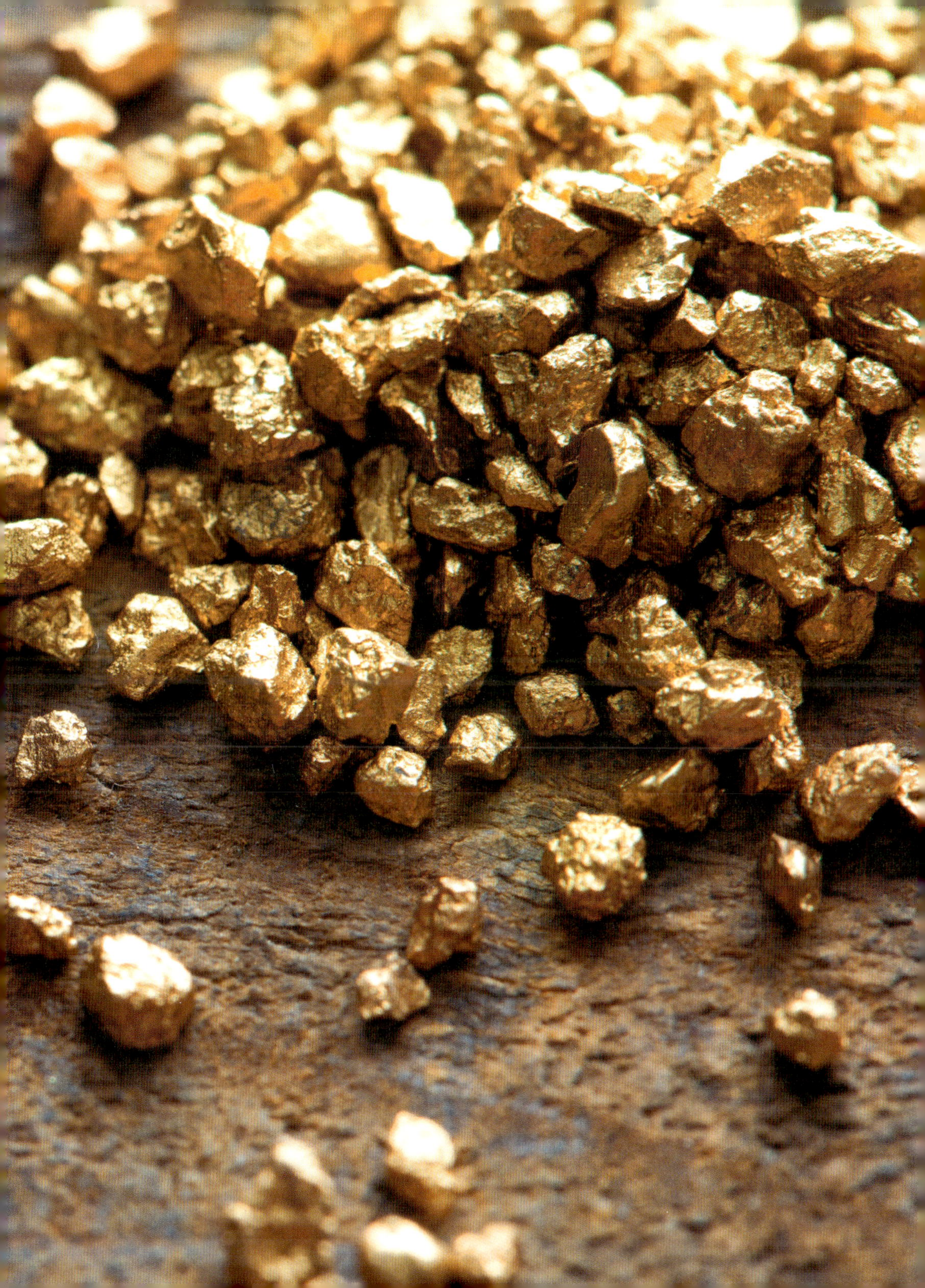

Heilendes Gold

Durch das Sonnenhafte des Menschen, durch seine Herzenergie, gelangen wir zu unserer nächsten Entfaltungsstufe, wobei die geistige Sonne das Tor ist, durch das die Menschen gehen. Auf der geistigen Ebene steht das Gold, das Sonnenmetall, für die höchste Spiritualität, das reinste Licht, die Sonne selbst. Es ist klar, dass die Sonne direkten Einfluss auf unseren Planeten und damit auf den menschlichen Organismus hat.

Selim Özkan[6]

Gold ist eines der drei Geschenke der Weisen aus dem Morgenland. Die Weisen Männer schenkten sie dem Jesuskind nicht nur Güter, die damals wertvoll und eines Königs würdig waren. Sie schenkten ihm vor allem Gesundheit, denn jedes ihrer Geschenke, Gold, Weihrauch und Myrrhe, besitzt herausragende heilende Eigenschaften, die seit Jahrtausenden erprobt wurden.

Wie wohl ausgewählt ihre Geschenke waren, erkennt man erst, wenn man sich näher mit dem breiten Spektrum an Bedeutungen und Wirkungen befasst, die Gold, Weihrauch und Myrrhe aufweisen, allen voran Gold. Gold ist nicht nur eines Herrschers würdig, es bringt Licht, Ordnung und Kraft in Körper, Geist und Seele eines Menschen. Gold ist nicht nur edel, wertvoll und teuer. Über seinen materiellen und symbolischen Wert hinaus galt es schon im Altertum als eine Substanz mit großer Heilkraft. In der traditionellen chinesischen, tibetischen und ayurvedischen Medizin wurde Gold als Heilmittel eingesetzt und auch die Maya und Azteken heilten mit Gold.

Die Wirkungen von Gold sind umfangreich. Es intensiviert das Denkvermögen und die Konzentrationsfähigkeit, fördert die motorischen Fähigkeiten, schärft die Sinne und fördert den Gleichgewichtssinn. Es hebt die Stimmung, steigert die allgemeine Leistungsfähigkeit und Kreativität, stärkt das Immunsystem, ist ein Radikalfänger und entgiftet und reinigt Körper, Geist und Seele. Gold heilt Krankheiten, die durch Stress ausgelöst werden, beruhigt die Nerven, und lindert oder heilt Erkrankungen wie Arthritis und Rheuma. Es wirkt sich positiv auf die Tätigkeit der Drüsen und die Libido aus, intensiviert die Bildung von Kollagen und wirkt so straffend und verjüngend auf das Bindegewebe. Auch bei Innenohrerkrankungen wurden positive Wirkungen beobachtet.

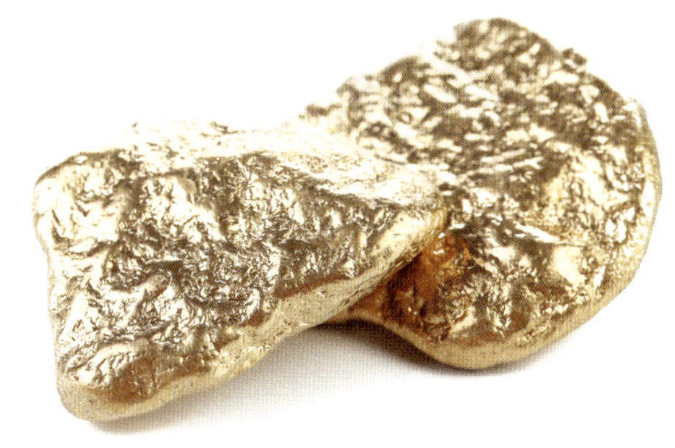

Gold besitzt eine hohe elektrische Leitfähigkeit und kann deshalb eine Vielzahl von Aufgaben im Körper erfüllen. Nur Silber und Kupfer sind leitfähiger. Gold hat jedoch den Vorzug, nicht zu oxidieren, was vor allem bei der industriellen Fertigung von Kontaktstellen wichtig ist. Silber bildet dagegen durch Oxidation eine isolierende Schicht. Im menschlichen Organismus zählt die Leitfähigkeit an sich, da der Informationsfluss im Körper vor allem durch das Fließen von Elektronen – also elektrisch – erfolgt. Gold bringt den Informationsfluss auf allen Ebenen wieder in Gang und kann so die blockierte Energie lösen und den Heilungsprozess starten.

Es gibt verschiedene Wege, wie Gold Körper, Seele und Geist stärken und gesunden lassen kann. Im Laufe der Jahrtausende wurden sie alle erprobt und haben sich bis heute erhalten.

Gold kann gegessen, getrunken, injiziert oder über die Haut aufgenommen werden, was meist in Form von Schmuck geschieht. Für die Einnahme kommt nur reines Gold mit 99,9 Prozent Goldgehalt (24 Karat) infrage. Man spricht dann von 999er-Gold – die größte technisch mögliche Annäherung an völlig reines Gold, fast 100 Prozent.

Gold kann verabreicht werden als

- essbares Gold – Feingold verarbeitet in Nahrungsmitteln wie Pralinen, als essbare Goldflöckchen oder Goldblätter, im Tee oder Sekt; oder in homöopathischen Globuli
- trinkbares Gold – Gold, das durch unterschiedliche Verfahren in Flüssigkeit gelöst wird wie Goldwasser, Goldwein, Goldsole (Goldsalz), kolloidales Gold, homöopathische Goldtropfen
- Gold als Injektion

Besonders bewährt hat sich kolloidales Gold sowohl in seiner gesundheitlichen Wirksamkeit als auch bei der Frage von Nebenwirkungen. Es ist leicht einzunehmen und wird ähnlich wie kolloidales Silber hergestellt. Der Herstellungsprozess ist jedoch aufwendiger und dauert länger, da sich die Goldkolloide nur langsam lösen.

Eine kleine Geschichte des Goldes als Arznei

Gold wurde bereits in der Kupferzeit (3500–2300 v. Chr.) gewonnen und bearbeitet. In Mitteleuropa wurden Goldgegenstände gefunden, die aus dem Zeitraum um 2000 v. Chr. stammen. Das Edelmetall wurde vorwiegend bei Opfergaben eingesetzt, und vor allem die alten Ägypter maßen ihm eine besondere rituelle Bedeutung zu. Da die Pharaonen sich als Abkömmlinge des Sonnengottes Horus sahen, spielte das Sonnenmetall eine besondere Rolle in ihren Vorstellungen. Sklaven mussten unablässig Gold fördern, mit dem die Pharaonen ihre Macht und Unsterblichkeit demonstrierten. Kleopatra soll Goldschmuck auch deswegen getragen haben, weil er ihren Teint strahlender wirken ließ.

Wie Kean & Kean 2008 in *Clinical pharmacology of gold* schrieben, ist Gold vermutlich die älteste Medizin, die von Heilkundigen und Schamanen gegeben wurde.[7] Die ältesten Aufzeichnungen über die medizinische Verwendung von Gold stammen aus dem Alten Ägypten. Vor mehr als 5000 Jahren nahmen die Ägypter Gold ein, um sich geistig, seelisch und körperlich zu reinigen. Sie waren davon überzeugt, dass Gold die Lebenskraft und den Energiefluss stärkt und dass seine Heilkraft alle körperlichen, geistigen und seelisch-

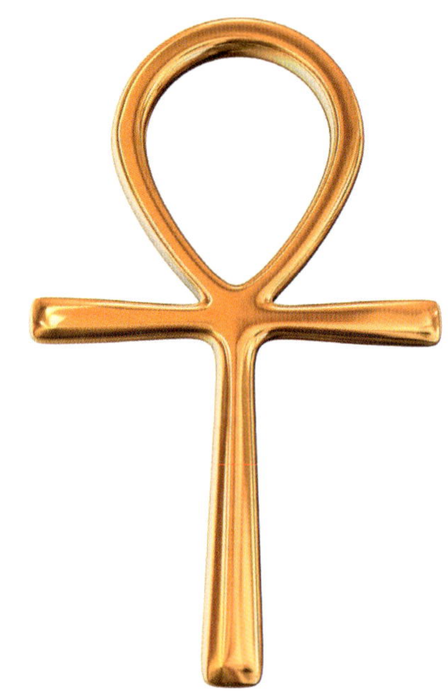

Ägyptisches Anch-Zeichen

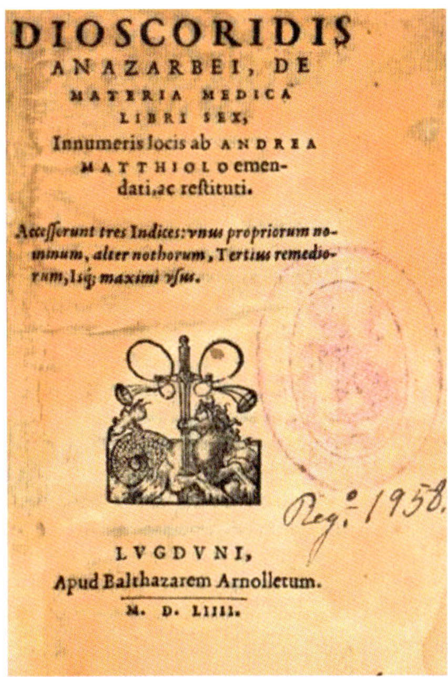

DIOSCORIDIS
ANAZARBEI, DE
MATERIA MEDICA
LIBRI SEX,
Innumeris locis ab ANDREA
MATTHIOLO emen-
dati, ac restituti.

Accesserunt tres Indices: vnus propriorum nominum, alter nothorum, Tertius remediorum, Isq; maximi vsus.

LVGDVNI,
Apud Balthazarem Arnolletum.
M. D. LIIII.

De Materia Medica

spirituellen Leiden heilen kann. Im Rahmen einer hoch entwickelten Zahnheilkunde wurden Zähne bereits mit Gold gefüllt.

Gold als Heilmittel für Herz, Nerven und Gemüt ist in unterschiedlichen Kulturen und Medizinsystemen zu finden. Für die chinesischen Ärzte war Gold eine wichtige Arznei, um seelische und nervliche Leiden zu behandeln,[8] ebenso wie für die ayurvedischen Ärzte Indiens. Damals dachte man ganz natürlich analog – man schloss von der Farbe und den Eigenschaften des Goldes auf seine Nähe zur Sonne und sah es als Ausdruck ihrer lebensspendenden und stärkenden Kraft. Im Alten China wurde möglicherweise erstmals kolloidales Gold als alchemistische Medizin für Langlebigkeit hergestellt. Auch im Ayurveda galt Gold als Mittel zur Verjüngung. Dazu wurden zum Beispiel ein oder zwei Milligramm Gold in einer Kräutermischung eingenommen. In Japan gab man dünne Goldfolien in Tee, Sake und die Nahrung, um die Gesundheit zu stärken und die Lebensspanne zu verlängern.

Chinesische Ärzte nutzen Gold, um Leiden wie Pocken, Geschwüre und Masern zu behandeln, es galt aber auch als Geheimtipp für eine jugendliche und schöne Haut. Im antiken Rom wurden Goldzubereitungen zur Behandlung von Wunden und Hautverletzungen eingesetzt. Der griechische Arzt Dioskurides, der im 1. Jahrhundert lebte, beschreibt Gold als Medizin in seinem Arzneimittelbuch *De Materia Medica,* das rund 1000 Arzneimittel und fast 5000 Behandlungsmethoden umfasst.

Bei den Inka wurde Gold hochverehrt. Das Volk, das noch heute Rätsel aufgibt, herrschte zwischen dem 13. und 16. Jahrhundert über ein ausgedehntes Reich von mehr als 200 Völkern.[9] Die Verehrung der Naturgötter nahm einen großen Raum in den Glaubensvorstellungen der Inka ein, weshalb auf Schmuckstücken oft die Sonne, der Mond und die Erde zu sehen sind. Goldene Gegenstände und Schmuckstücke, die von einer hohen Goldschmiedekunst zeugen, fanden sich auch als Grabbeigaben im Rahmen ihres Totenkultes.

Im Mittelalter erlebte die Goldmedizin eine neue Blüte. Hildegard von Bingen und berühmte Ärzte wie Paracelsus und Avicenna priesen seine Heilkraft. Von den Goldküchlein und dem Goldwein der Hl. Hildegard bis zum Aurum potabile der Alchemisten nahm Gold eine besondere Stellung ein, zur Heilung verschiedener Erkrankungen, der Stärkung der Gesundheit und als Mittel zur Verjüngung- und Langlebigkeit. In dieser Zeit wurden »wunde Glieder« mit Goldelixieren behandelt – ein erster Hinweis auf die Beschwerden bei Arthritis. Paracelsus (1493–1541), der am Übergang vom Mittelalter zur Renaissance lebte, entwickelte viele Arzneien auf der Basis von Metallen, doch Gold war für ihn das höchste Heilmittel.

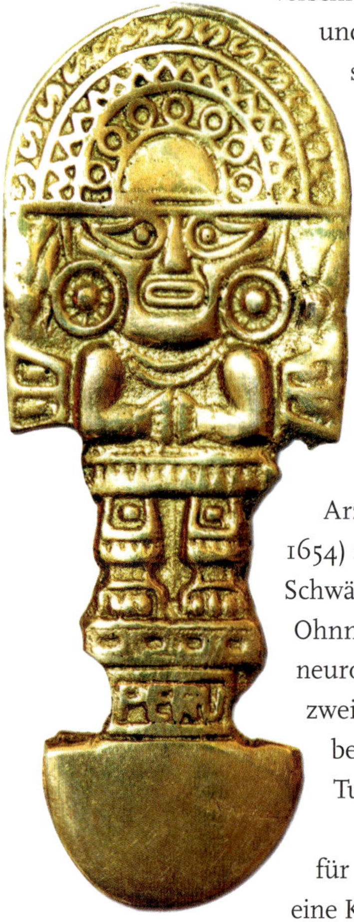

Viele Ärzte, Heiler und Schamanen betrachteten Gold als eine Substanz, die mit den vitalen Kräften des Lebens unmittelbar Verbindung aufnehmen kann. In den Arzneibüchern des 17. Jahrhunderts fand sich ein stärkender Goldlikör, den der Arzt und Kräuterkundige Nicholas Culpepper (1616–1654) zur Behandlung von Leiden verordnete, die von einer Schwächung der Lebenskräfte herrühren wie Melancholie, Ohnmachtsanfälle und Epilepsie[10] – Leiden, die durch neurologische oder seelische Störungen entstehen. In der zweiten Hälfte des 19. Jahrhunderts behandelte Dr. Robert Koch, der Gründer der modernen Bakteriologie, Tuberkulose mit Gold.

Höchst umstritten war die sogenannte Keeley-Kur für Alkohol- und Drogenabhängige. »Alkoholismus ist eine Krankheit, und ich kann sie heilen«, erklärte Dr. Leslie

Keeley (1832–1900). Alkohol war im Amerika der damaligen Zeit ein besonderes Problem und die Keeley-Kur boomte. Doch seine Behandlungsmethode erwies sich als nicht haltbar, nicht zuletzt deshalb, weil seine Injektionsrezeptur vermutlich gar kein Gold enthielt. Stattdessen wurde er immer wieder angeklagt, schädliche Ingredienzien wie Kodein, Strychnin und Kokain zu verwenden.

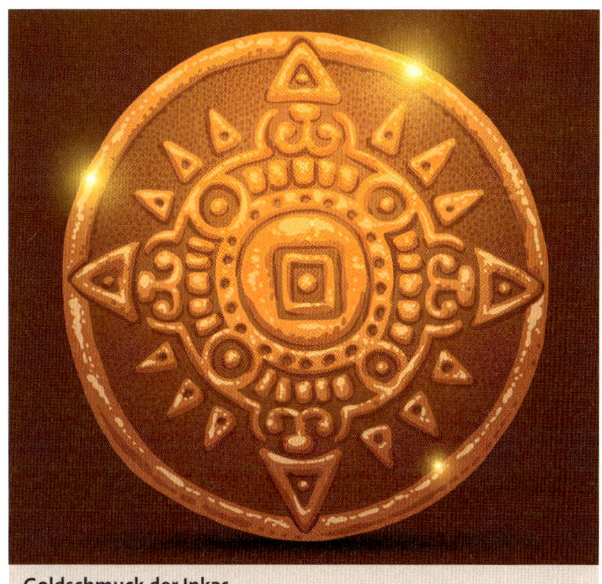

Goldschmuck der Inkas

Anfang des 20. Jahrhundert implantierten Ärzte kleine Goldstücke unter der Haut in der Nähe eines entzündeten Gelenks, zum Beispiel am Ellbogen oder Knie, und oft ließen die Schmerzen nach oder verschwanden vollständig. Die bekannteste Anwendung von Gold als Medizin im 20. Jahrhundert war die Behandlung der rheumatoiden Arthritis, von der in diesem Buch noch ausführlich die Rede sein wird. Die bei diesem Krankheitsbild gesammelten Erkenntnisse dienen auch der Anwendung bei anderen Erkrankungen.

Mit dem Fortschritt der Medizin wurden die Methoden komplexer. Die antibakterielle und entzündungshemmende Eigenschaft des Goldes wurde zum Beispiel in der Mikrochirurgie am Ohr und bei weiteren Operationen genutzt, bei denen Implantate verwendet wurden, die das Risiko einer Infektion mit sich bringen. Dazu gehört die Laphtalmus-Operation, bei der ein winziges Goldimplantat in das Oberlid eingesetzt wird. Da Gold undurchlässig für Röntgenstrahlen ist, sind goldbeschichtete Implantate auf dem Röntgenbild sehr gut sichtbar. Sie können daher exakt platziert werden und zum Beispiel in Hohlräume wie Herzkranzgefäße, Gallenwege oder in die Speiseröhre eingebracht werden, um sie offen zu halten. Doch lassen Sie mich noch einmal in der Geschichte der Goldmedizin zurückgehen und die »Highlights« ausführlicher präsentieren.

Gold in der Hildegard-Medizin

Gold ist heiß und hat in gewisser Weise eine Beschaffenheit wie die Sonne und stammt gleichsam von der (feuchten) Luft und hat die Röte vom Feuer.

Hildegard von Bingen, in: Heilsame Schöpfung – die natürliche Wirkkraft der Dinge. Physica, Buch 9 – Metalle

Hildegard von Bingen – ihr Name klingt im Herzen vieler Menschen. Ihr Wissen um die Heilkräfte der Natur gewinnt heute wieder eine besondere Bedeutung. Schon als Kind hatte sie Visionen, eine Gabe, die sie ihr Leben lang behielt. Hildegard war von Geburt an kränklich, wie viele Menschen, denen ein besonderes Heilwissen geschenkt wird. Auch im Benediktinerkloster Disibodenberg, wo sie ab ihrem achten Lebensjahr lebte, war sie häufig krank. Oft konnte sie kaum gehen, und das Sehen fiel ihr schwer. 1136 starb die Priorin des Klosters und Hildegard wurde ihre Nachfolgerin. Elf Jahre später entschied sie, ihr eigenes Kloster auf dem Rupertsberg zu gründen, über dem Grab des Heiligen Rupert von Bingen, dem Schutzpatron der Pilger.

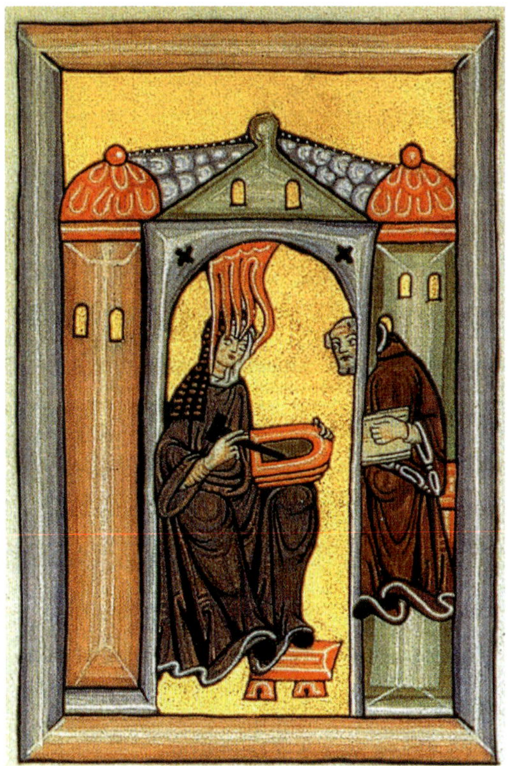

Hildegards Ruf als Heilerin und Seherin verbreitete sich rasch, und viele Menschen kamen oder baten sie in Briefen um Hilfe. Auch bekannte Persönlichkeiten wie Kaiser Friedrich Barbarossa suchten ihren Rat. Schon immer wurde die Äbtissin die »Heilige Hildegard« genannt und als Heilige verehrt.

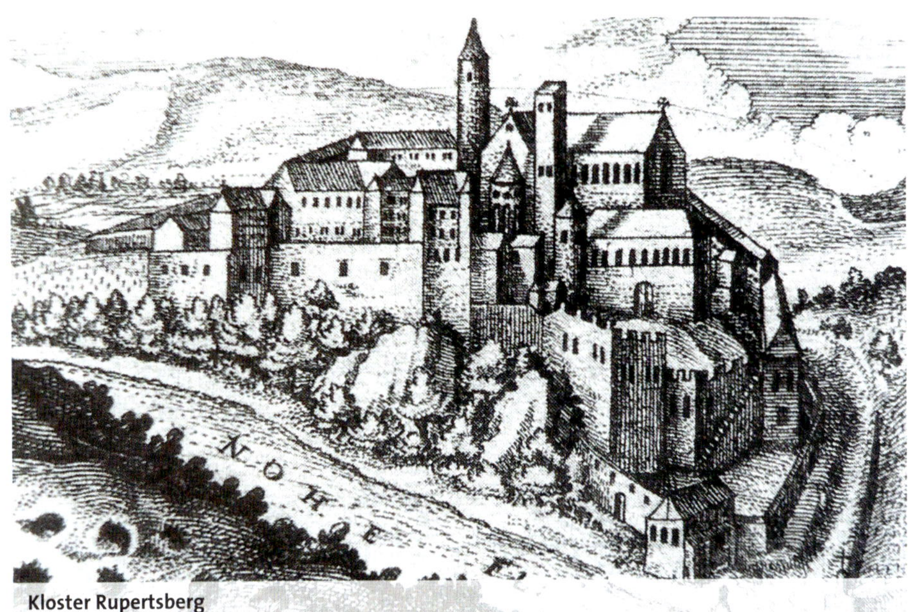

Kloster Rupertsberg

Auf ihre offizielle Heiligsprechung musste man jedoch lange warten. Erst im 16. Jahrhundert wurde sie in das örtliche *Martyrologium Romanum* aufgenommen, das offizielle Verzeichnis der Märtyrer und Heiligen, jedoch ohne offizielle Kanonisierung. Erst am 10. Mai 2012 trug sie Papst Benedikt XVI. in das Verzeichnis der Heiligen ein. Im Oktober des gleichen Jahres wurde sie zur Kirchenlehrerin erhoben.

Ihr Leben lang zeigte sich die Hl. Hildegard ihres Namens würdig: Hildegard bedeutet »Kämpferin, Beschützerin« oder »die im Kampf Schützende«. Sie verfasste ein umfangreiches Werk, in dem sie ihre Visionen niederschrieb und ihr Wissen über Medizin und Heilkunde, Religion, Ethik und Kosmologie darlegte. Auch als Komponistin von Singspielen und Liedern machte sie sich einen Namen.

Hildegards Nervenkekse

Bei Stress haben sich Hildegards Nervenkekse für viele Menschen bewährt. Die leckeren Kekse wirken aufbauend und beruhigend, denn sie beheben »alle

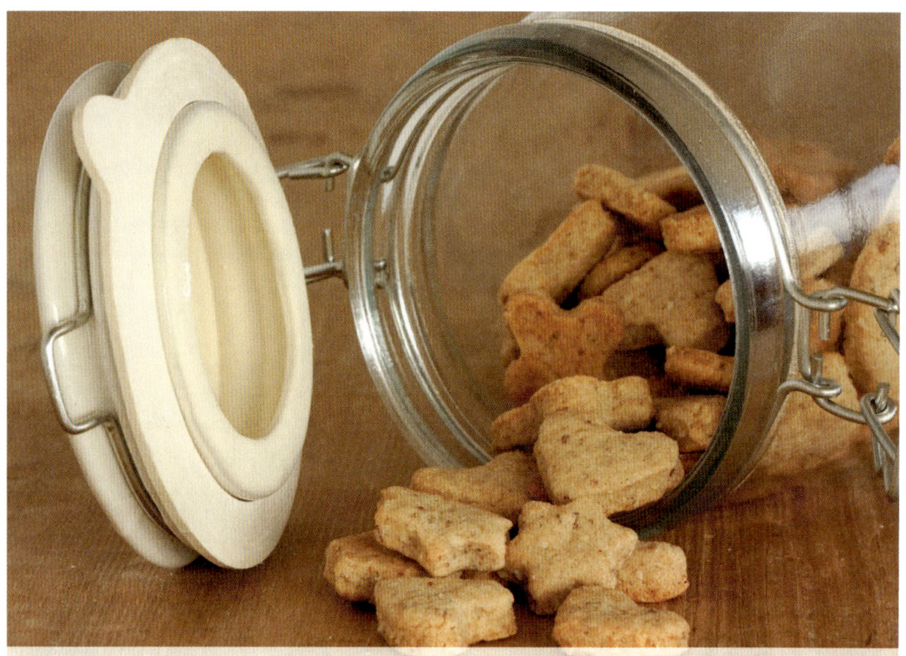

Nervenkekse nach einem Rezept der Hl. Hildegard

Verbitterungen deines Herzens und Gemütes«, erklärt die Hl. Hildegard. Drei bis sechs Kekse täglich helfen wieder Kraft aufzubauen, stärken den Organismus insgesamt, wirken Konzentrationsschwierigkeiten und chronischer Müdigkeit entgegen und unterstützen die Ausleitung von Krankheitsgiften. Im Originalrezept ist Gold als Zutat nicht vorgesehen. Doch da Gold die Nerven stärkt, passt es gut dazu und kann die Wirkung verstärken.

Zutaten: 400 g Dinkelmehl • 250 g Butter • 150 g Zucker/Rohrzucker • 200 g süße Mandeln, gemahlen • 20 g Zimt • 20 g Muskat • 10 g Nelken • 2 Eier • eine Prise Salz • Wasser nach Bedarf • 0,5 Gramm reines Goldpulver

Zubereitung

1] Das Mehl auf die Arbeitsplatte geben, die weiche Butter in Stückchen darauf verteilen. Zucker, Mandeln, Eier, Gewürze und Goldpulver dazu geben. Alles mit einem großen Messer durchhacken, rasch zusammenkneten und kalt stellen.

2] Nach etwa 30 Minuten den Teig etwa zwei bis drei Millimeter dick ausrollen und Plätzchen ausstechen. Auf einem mit Backpapier ausgelegten Blech bei 180–200 °C etwa 20–25 Minuten backen.[11]

Bereiten Sie die Nervenkekse nur alle sechs bis zwölf Monate mit Gold zu, da das gelbe Metall eine nachhaltige Wirkung hat und in dieser Form nur in kleinen Mengen genossen werden sollte.

Hildegards Goldküchlein

»Ein Mensch aber, der gichtbrüchig ist, soll Gold nehmen und so kochen, dass kein Schmutz daran ist, dass aber auch nichts davon abgeht, und so mache er es zu Pulver, das heißt, er soll es zermahlen. Dann nehme er etwas Semmelmehl (in der Menge einer halben Handvoll), verknete es mit Wasser und füge diesem Teig das Gewicht eines Obulus von jenem Goldpulver hinzu und mache so ein Küchlein. Dieses gare er leicht in einem angeschürten Ofen und esse es nüchtern am Morgen.

Am zweiten Tag mache er wiederum auf die gleiche Weise mit Mehl und der gleichen Menge Gold ein Küchlein und esse es am gleichen Tag nüchtern.

Und auch am dritten Tag soll er auf die gleiche Art mit Mehl und Gold ein Küchlein zubereiten und es am selben Tag nüchtern essen: Das auf diese Weise zubereitete und gegessene Küchlein hält von jenem Menschen die Gicht ein Jahr lang fern. Und dieses Gold liegt zwei Monate in seinem Magen, reizt den Magen aber nicht und verursacht keine Geschwüre, vielmehr erwärmt und reinigt es ihn, wenn er kalt und schleimig ist, ohne den Menschen in Gefahr zu bringen. Wenn ein gesunder Mensch das macht, wird es ihm die Gesundheit erhalten, und wenn er krank ist, wird er gesund werden.« (Hildegard von Bingen: *Physica. Buch 9 – Metalle*)

Im Vorwort zur *Physica* weist Ortrun Riha darauf hin, dass bestimme Begriffe wie »Gicht«, «Krätze« oder »Aussatz« in Hildegards Werk häufig vorkommen, jedoch nicht deckungsgleich mit den modernen Diagnosen sind: »Gerade die Gicht scheint bei Hildegard ein multidimensionales Leiden zu sein, das teilweise mit Lähmungen, oft mit heftigen Schmerzen in Gelenken und Weichteilen, aber auch mit Bewusstseinstrübungen verbunden sein kann.« Die Symptombeschreibung erinnert unter anderem an die rheumatoide Arthritis, für die die Wirksamkeit von Gold durch Studien belegt ist.

Auch das »Fieber«, für das Hildegard unter anderem den Goldwein empfiehlt, hat eine etwas andere Bedeutung. Dazu Ortrun Riha: »Dass ›Fieber‹ mit einer Erhöhung der Körpertemperatur einhergeht, ist erst eine Festlegung des 19. Jahrhunderts; aufschlussreich für das Mittelalter ist Hildegards Definition ganz am Ende des Werkes (Kapitel 9.5): Fieber heißt, dass der Mensch teilnahmslos ist und nach Luft ringt und langsam ist und Ekel vor dem Essen hat!« Diese Symptome treten oft auch bei erhöhter Körpertemperatur auf, erwähnt werden sie aber nicht in diesem Zusammenhang.

Hildegards Goldwein

Goldwein ist eine weitere Empfehlung der Äbtissin. Er soll gegen Gicht und auch gegen »Fieber im Magen« helfen:

»Nimm wiederum reines Gold, bring es in einem Topf oder in einer Tonschüssel zum Glühen und gib es feurig in etwas reinen Wein, damit er heiß davon wird. Trink ihn so heiß und tu das oft und die Gicht wird von dir weichen.

Auch wer Fieber im Magen hat, soll ebenso reinen Wein mit glühendem Gold erhitzen und so trinken, und das Fieber wird ihn verlassen, weil die gute Wirkkraft des Goldes zusammen mit seiner durch die Kraft des Feuers erhöhten Hitze, wie beschrieben, die verdorbenen Säfte des Magens beseitigt. Es wird aber in Wein und nicht in Wasser gegeben, weil Wein den Schleim im Magen des Menschen besser aufzehrt als Wasser.«[12]

Eine vereinfachte Empfehlung für die Zubereitung des Goldweins, die auf den Hildegard-Experten Helmut Posch zurückgeht, nutzt einen vergoldeten Tauchsieder: Man lässt sich einen Tauchsieder vom Juwelier vergolden und erhitzt damit einen ein Viertel Liter Wein. Dieser wird dann heiß und schluckweise wie ein Glühwein getrunken.

Gold, das an der Sonne erwärmt und um eine Geschwulst herum aufgetragen wird, lässt die Schwellung verschwinden, und wer schlecht hört, kann sich mit einem Teig aus gemahlenem Gold und Semmelmehl helfen, von dem er ein wenig in die Ohren steckt, sodass »die Wärme auf die Ohren übergeht«. Wie immer soll auch diese Behandlung oft durchgeführt werden, denn dann »wird er (der Mensch) sein Gehör wiederbekommen«.

Zu Zeiten der Hl. Hildegard von Bingen war kolloidales Gold als solches noch nicht bekannt. Obwohl die Beschreibung verschiedener Methoden der Goldzubereitung nahelegen, dass kolloidales Gold genutzt wurde, kannte man das Prinzip dahinter noch nicht. Heute ist es einfach geworden, kolloidales Gold selbst herzustellen oder in der gewünschten Potenzierung zu kaufen. Wir sind nicht auf Goldpulver oder Goldsalze festgelegt. Hildegards Aussagen über Gold sind für uns auch deswegen wertvoll, weil sie aus der Sicht einer Visionärin und Heilerin die Wirksamkeit und Ungiftigkeit von Goldmedizin bestätigen, wenn diese in der richtigen Weise angewendet wird.

Spagyrik – die heilende Alchemie des Paracelsus

Darumb so lern alchimiam die sonst spagyria heisst, die lehret das falsch scheiden von dem gerechten.

Paracelsus an die Ärzte seiner Zeit

Der Name des berühmtesten Arztes des ausgehenden Mittelalters, Theophrastus von Hohenheim, genannt Paracelsus (1493–1541), ist untrennbar mit der heilkundlichen Alchemie verbunden. Er gilt als der Vater der Spagyrik – einer ganzheitlichen Naturheilmethode, welche Körper, Seele und Geist als eine Einheit betrachtet, die sich im gesunden Zustand im Gleichgewicht befinden. Krankheit ist die Folge eines Ungleichgewichts, das durch entsprechende Einwirkungen auf den drei Ebenen ausgeglichen werden kann. Dazu werden Heilmittel auf spezielle und komplexe Weise nach den Regeln der alchemistischen Medizin hergestellt. Durch die besonderen Herstellungsverfahren werden die heilkräftigen Anteile von Heilpflanzen, Mineralien oder Metallen herausgenommen, umgewandelt und in eine für den Organismus leicht aufnehmbare, heilsame Form gebracht.

Die Wurzeln der Spagyrik reichen bis in die vorchristliche Zeit zurück. Bekannt wurde die Heilmethode erst im Mittelalter, als Paracelsus ihr den Namen Spagyrik gab und zahlreiche neue spagyrische Mittel entwickelte. Die Bezeichnung hatte Paracelsus aus dem Griechischen abgeleitet: *spáein* bedeutet »(heraus-) ziehen, trennen«, und *ágeirein* »verbinden, zusammenführen«. Trennen und Verbinden sind die fundamentalen alchemistischen Prinzipien, die durch die Formel *solve et coagula* (lat.: löse und verbinde) in die Geschichte eingingen. Im Prozess des *solve et coagula* wird das »Wertvolle» vom »Nutzlosen«, das »Gute und Reine« vom »Schlechten und Giftigen« getrennt. Danach wird das ausschließlich Wertvolle wieder neu zusammengefügt, sodass es seine besten Kräfte entfalten kann. Während *solve et coagula* für alle Formen alchemistischer Tätigkeit gilt wie das berühmte »aus Blei mach Gold«, ist die Spagyrik die naturheilkundliche Umsetzung dieser Grundidee. Verwendet werden Heilpflanzen, Mineralien und Metalle, aus denen in einem aufwendigen Verfahren Essenzen von höchster Reinheit und Qualität hergestellt werden.

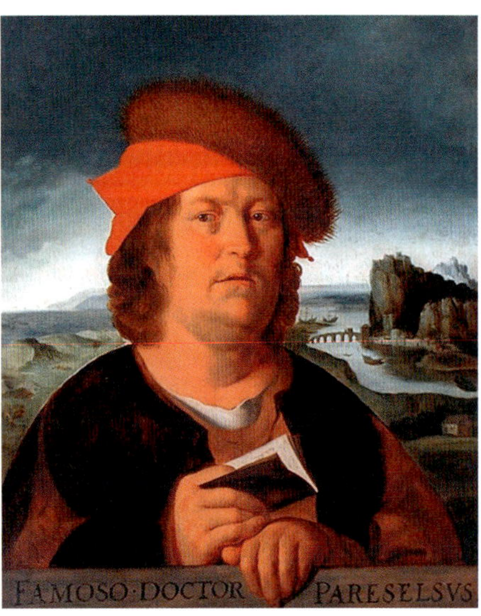

Ähnlich wie die uralte chinesische Philosophie des Daoismus von der Existenz eines Qi (auch: *Chi*) ausgeht, einer alles durchdringenden Lebensenergie, geht die Spagyrik davon aus, dass alles von einer unsichtbaren Lebenskraft durchdrungen ist. Sie drückt sich in den drei Wirkkräften Sal (Materie), Sulfur (Seele) und Merkur (Geist) aus. Nach diesen drei Prinzipien wird getrennt: die Trennung von Sal, der Materie, erfolgt durch Veraschung, die von Sulfur durch Gärung und die von Merkur durch Destillation. Heilpflanzen werden zerkleinert und zum Gären gebracht. Dann wird der entstandene Alkohol abdestilliert. Der Pflanzensaft (Sulphur, die Seele) und die festen Bestandteile (Sal, Materie, Körper) werden getrocknet und verascht, das heißt, sie werden erhitzt, bis die organischen Bestandteile verbrannt sind und nur Asche zurückbleibt. Durch diese Prozesse werden die drei Prinzipien Materie, Seele und Geist gereinigt und können wieder neu zusammengefügt werden. Eine weitere Destillation führt zu einer energetischen Erhöhung, die dem Potenzierungsgedanken in der Homöopathie entspricht. Die fertigen Tinkturen enthalten die besten und wirksamsten Substanzen in veredelter Form, wodurch sie ihre volle Heilkraft entfalten, ohne unerwünschte Begleiterscheinungen mit sich zu bringen, und sie wirken gemäß der spagyrischen Medizin nicht nur körperlich, sondern auch seelisch und geistig.

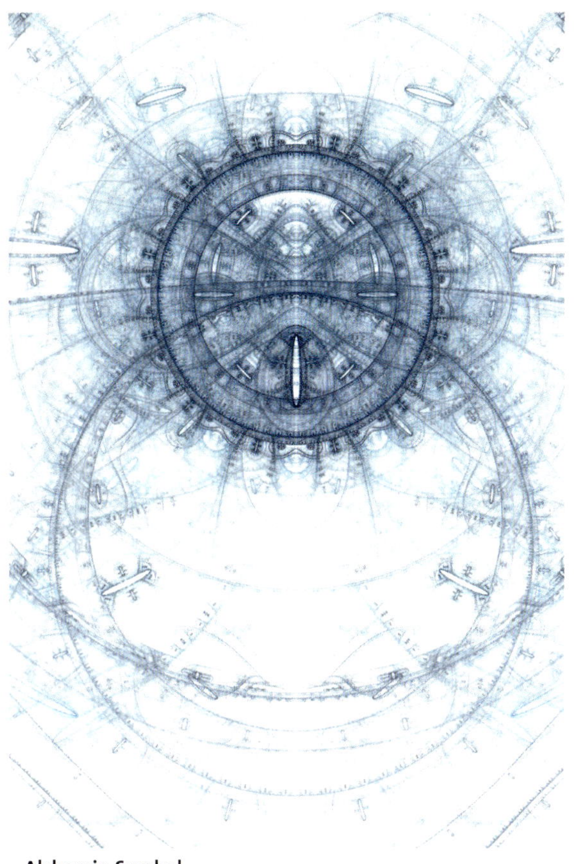

Alchemie-Symbol

Die Heilpflanzen werden bestimmten Planeten und Metallen zugeordnet. Dabei entspricht das Johanniskraut wegen seiner gelben Blüten und der stimmungsaufhellenden Wirkung der Sonne und dem Gold. Das Metall Gold repräsentiert auch in der Spagyrik die Sonne. Ihm wird eine erwärmende und energetisierende Kraft zugesprochen, die Herz und Kreislauf stärkt und die

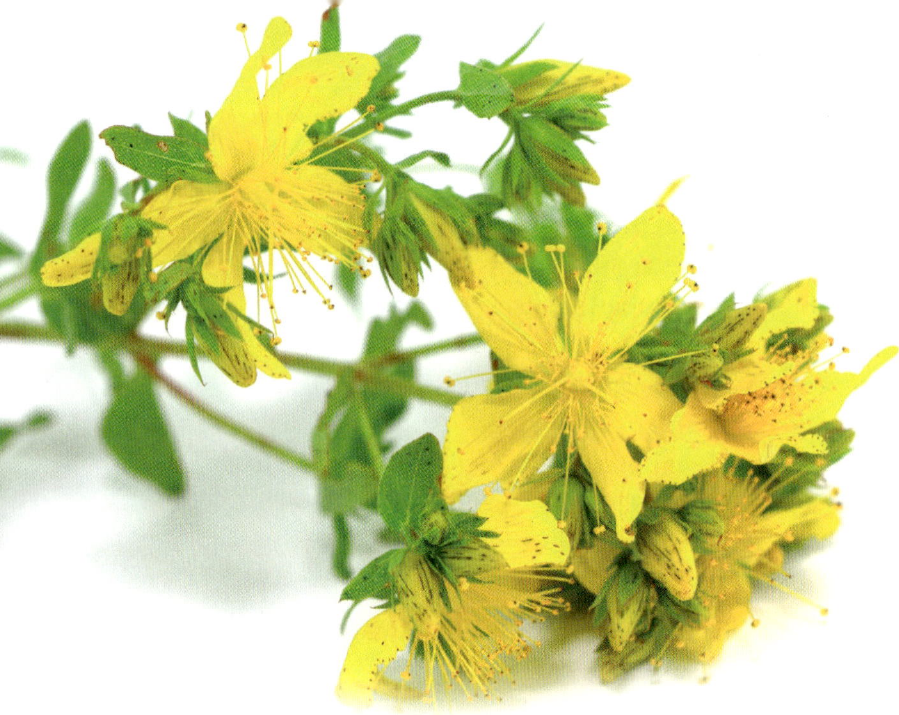

Johanniskraut

Körperwärme reguliert, ebenso wie das die Wärme der Sonne vermag. Gold fördert die Willenskraft, innere Klarheit und Selbstfindung.

Die Zuordnungen in der alchemistischen Medizin drücken einen wichtigen Grundgedanken aus: Dieselben Kräfte, die die Planeten, Metalle und Pflanzen gebildet haben, haben auch die von ihren Eigenschaften her ähnlichen menschlichen Organe geformt. So sind Gold und das Herz das Ergebnis derselben formgebenden Kraft. Deshalb ist Gold ein Mittel für das Herz. Paracelsus fasste diesen Gedanken in dem Satz »Das Gestirn wird durch das Gestirn geheilt« zusammen. Aus diesem alchemistischen Grundsatz hat Samuel Hahnemann, der Begründer der Homöopathie, später den Grundsatz der Homöopathie abgeleitet: »Ähnliches wird durch Ähnliches geheilt.«

Die Alchemie und mit ihr die Spagyrik können nur verstanden werden, wenn man das dahinter stehende Weltbild kennt. Im Vorwort des Buches *Alchemie – Lexikon einer hermetischen Wissenschaft* wird dieses Weltbild auf den Punkt gebracht: »Die Alchemie war jedoch nicht nur praktische Laborarbeit, sondern sie konstituierte gleichzeitig ein Weltbild, in dem Mensch und Natur, Geist und

Materie, auf das Engste miteinander verwoben sind. Anders als der analysierend-reduktionistische Ansatz der rationalen Wissenschaften steht die Alchemie für ein synthetisches, d. h. alles einzubeziehendes, metaphysisch bestimmtes Konzept der Naturforschung. Die Alchemie ist keine Naturwissenschaft, wohl aber eine Wissenschaft von der Natur. Die *ars hermetica* lebt als Möglichkeit spiritueller Erfahrung des Selbst und der Schöpfung auch dann noch weiter, als sich die naturwissenschaftliche Chemie herauszubilden beginnt.«

In der Naturheilkunde hat die Spagyrik ihren festen Platz. In der Schulmedizin ist sie jedoch bisher nicht anerkannt, trotz der beeindruckenden Heilkraft, die sie bei ihren Anwendern zeigt. Zur Herstellung spagyrischer Arzneien haben sich verschiedene Herstellungsverfahren entwickelt, unter anderem die Spagyrik nach Alexander von Bernus (Laboratorium Soluna Heilmittel GmbH, Donauwörth) und die Spagyrik nach Conrad Johann Glückselig (Phönix Laboratorium GmbH, Bondorf; Heidak AG, Emmenbrücke).

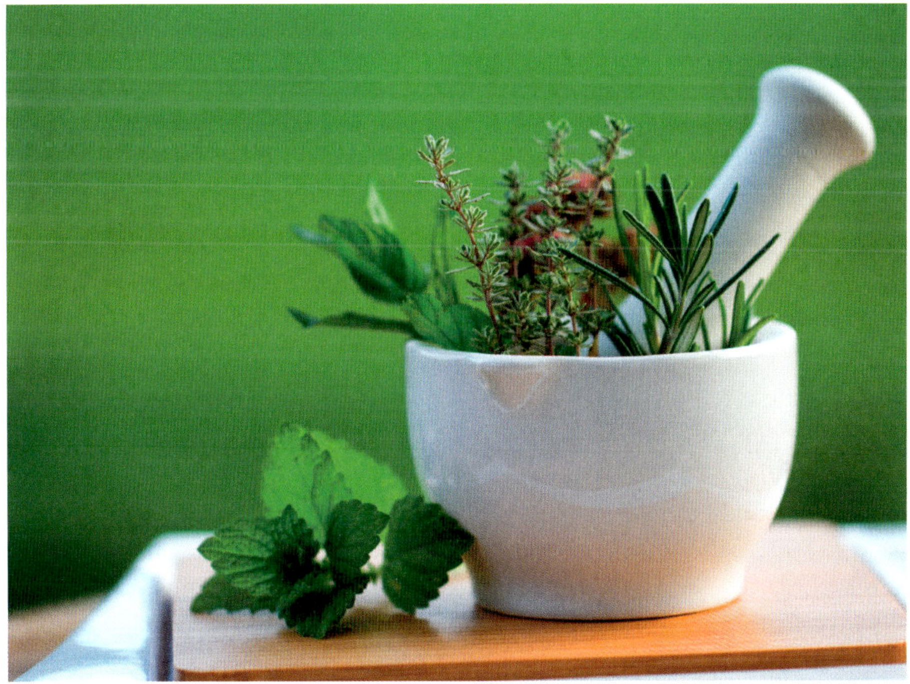

Eine Auswahl der Einsatzgebiete von spagyrischen Mitteln:

- Herz-Kreislauf-Schwäche
- degenerative Gelenkerkrankungen (Arthrose)
- rheumatische Entzündungen der Gelenke und der Muskeln
- Fibromyalgie
- Stoffwechselstörungen wie erhöhte Harnsäurewerte (Purine) und Gicht
- Überbelastung und Funktionsstörung der Ausscheidungsorgane Niere, Blase, Darm und Haut
- Störungen des Lymphflusses
- Durchblutungsstörungen
- Schlaflosigkeit
- Antriebsmangel
- Niedergeschlagenheit und depressive Verstimmungen

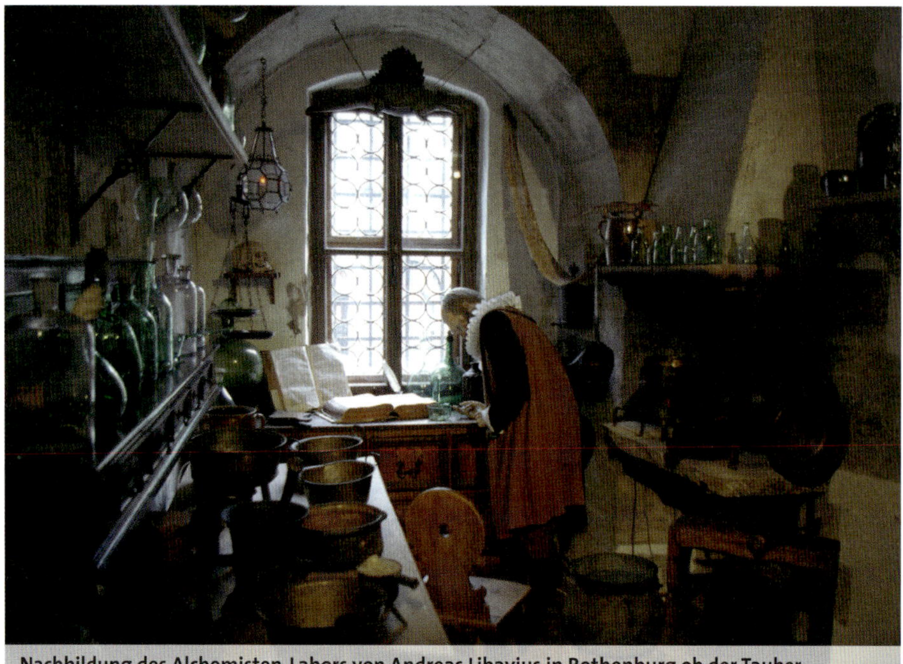

Nachbildung des Alchemisten-Labors von Andreas Libavius in Rothenburg ob der Tauber

Aurum potabile – das Trinkgold der Alchemisten

Paracelsus verband die bestehende Alchemie mit seinen medizinischen Ideen und schuf so eine ganz eigene alchemistisch-medizinische Richtung. Er fügte der alten Lehre die weiter oben beschriebenen drei Prinzipien *Sulphur, Sal* und *Mercurius* hinzu. Mithilfe von sieben speziellen Arbeitsgängen isolierte er aus Pflanzen, Metallen und anderen Naturstoffen eine Quintessenz, die er als *Arcanum* bezeichnete. Sie war das Heilmittel für Krankheiten des Körpers ebenso wie der Seele.

In dieser Quintessenz sah Paracelsus das große Werk, das Opus Magnum, und in diesem heilenden Sinne arbeitete er daran, eine Goldessenz, ein Trinkgold, herzustellen, die er als Universalheilmittel pries. In *Die große Wunderarzney* berichtet Paracelsus, dass er sich schon früh mit der Umwandlung von Metallen beschäftigt habe, denn die Metalle und die Einflüsse, die sie auf den Menschen haben, übten eine große Faszination auf ihn aus. Die Herstellung von Metallessenzen und insbesondere der Goldessenz *Aurum potabile* ist von Geheimnissen umgeben, da Paracelsus selbst wie auch andere berühmte Alchemisten ihre Rezepturen nur bruchstückhaft und wenig verständlich niederschrieben.[13] Außerdem sind von den 40 000 Seiten Text, die Paracelsus verfasst haben soll, nur 10 000 erhalten, sodass wir nicht wissen, ob es vielleicht doch eine genauere Rezeptur gegeben hat.

Mit den Forschungen des Paracelsus und dem *Aurum potabile* erlebte Gold als Heilmittel eine neue Blütezeit. Die größten Ärzte und Alchemisten des Mittelalters sahen im Trinkgold ein Allheilmittel und Lebenselixier, mit dem man die Lebensspanne erheblich verlängern konnte. Trinkgold war »jene Universalarznei, die den Menschen dem göttlichen Licht öffnet und Körper, Geist und Seele in den höchsten Schwingungszustand versetzt. Das bedeutet Schutz vor jeglicher Krankheit.« (Gabriele Zimmermann in: *Das Heilwissen des Paracelsus,* S. 17).

Mit einer Gabe von täglich einem Tropfen kurierten Paracelsus und Isaacus Hollande chronische Krankheiten in nur wenigen Wochen. Mit Trinkgold

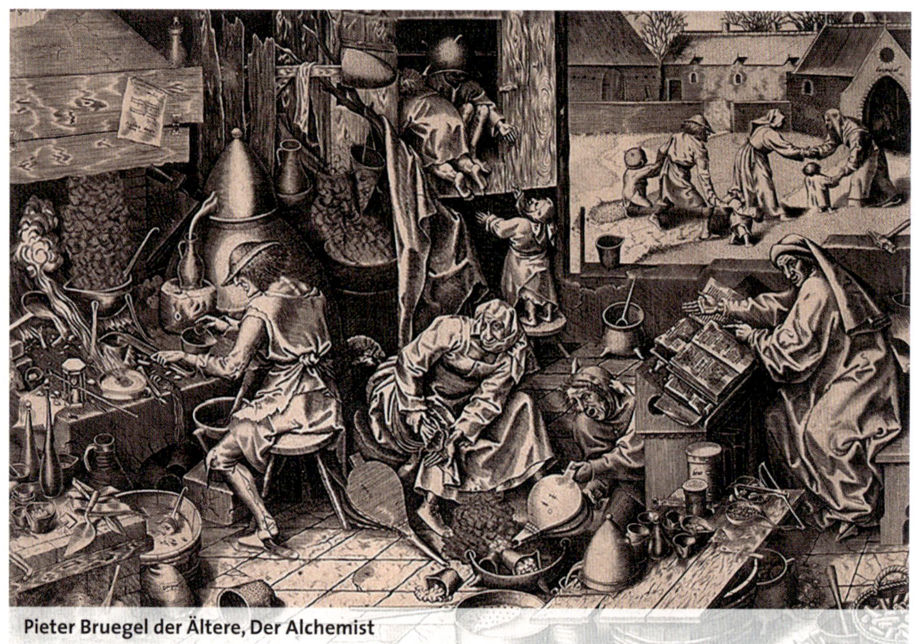
Pieter Bruegel der Ältere, Der Alchemist

schützten sie sich auch selbst vor ansteckenden Krankheiten wie der Pest. Eine mehrmonatige Einnahme, erläutert Paracelsus, reinige die »Säfte«, womit er meinte, dass eine Reinigungs- und Entschlackungskur mit Trinkgold Blut und Zellen regeneriert und den gesamten Organismus verjüngt. [In Aschner, Bernhard (Hrsg.): *Paracelsus. Sämtliche Werke,* Bd. III]

Bei der Zubereitung des Trinkgoldes aus Goldpulver, Blattgold oder Goldfeile spielten mystische Überlegungen eine wichtige Rolle. Oft wurden dem Gold noch weitere Stoffe zugesetzt.

Aurum potabile – Goldessenz nach alter Rezeptur

1999 wurde aus den bruchstückhaften alchemistischen Überlieferungen eine Rezeptur entwickelt, die dem Trinkgold der Alchemisten nachempfunden ist. In Tests des LIFE-TEST Instituts zeigte die Goldessenz beeindruckende Wirkungen[14]: Heilpraktiker berichteten, dass die Goldessenz *Aurum Potabile*

Schwermetalle wie Quecksilber aus Amalgam-Zahnfüllungen, Umweltgifte, Medikamentenreste und Stoffwechselschlacken ausleitete. Messungen ergaben außerdem, dass die Energie der getesteten Personen zunahm, was sich unter anderem im Nieren- und Blasenmeridian zeigte, die in der Traditionellen Chinesischen Medizin für die Lebensenergie stehen. Positive, regulierende Wirkungen hatte die Goldessenz außerdem auf das Knochenmark, in dem die blutbildenden Stammzellen entstehen, und auf das Blut selbst.

Die Goldessenz *Aurum potabile* ist nicht dasselbe wie das im Weiteren besprochene kolloidale Gold. Das hier beschriebene *Aurum potabile* und kolloidales Gold werden nach unterschiedlichen Verfahren hergestellt. Kolloidales Gold enthält Goldkolloide – winzigste Goldpartikel, deren Wirkung auf ihrer elektrischen Ladung beruht. In dem *Aurum potabile* genannten Elixier ist Gold nach den Regeln der spagyrischen Medizin aufbereitet und als solches nicht mehr nachweisbar.

Kolloide – die wundersamen Wirkungen kleinster Teilchen

Kolloidales Gold gehört zu einem erstaunlichen und wichtigen Teil unserer Welt, der Welt der Kolloide. Das sind winzigste Teilchen mit faszinierenden Eigenschaften. Sie kommen in der Natur vor, zum Beispiel in Blut, Rauch und Nebel, und können mit einem entsprechenden technischen Verfahren hergestellt werden. Sie sind so klein, dass sie weder für das bloße Auge sichtbar sind, noch unter dem Lichtmikroskop auftauchen, das stark vergrößerte Bilder von für das Auge unsichtbaren Objekten erzeugen kann. Kolloide bestehen aus nur einem bis wenigen Atomen.

Der englische Physiker Thomas Graham führte 1861 die Bezeichnung colloid ein. Er hatte den Namen von den griechischen Worten *kolla,* »Leim«, und *eidos,* »Form, Aussehen«, abgeleitet, da die ersten Stoffe, die er als Kolloide identifizierte, eine leimartige Konsistenz aufwiesen. Kolloide sind mikroskopisch kleine Partikel, die in einem Medium wie Gas oder Flüssigkeit verteilt sind. Aufgrund ihrer elektrischen Ladung sinken sie nicht, sondern schweben darin. Kolloide sind meist zwischen einem und 500 Nanometern groß (ein

Nanometer ist ein Milliardstel Meter) und bestehen aus nur einem oder wenigen Atomen.

In einer kolloidalen Lösung – wie bei kolloidalem Gold oder kolloidalem Silber – sind die winzigen Teilchen gelöst, verbinden sich jedoch weder mit der Lösung, noch lösen sie sich darin auf. Sie setzen sich nicht darin ab und bilden keine Klumpen. Der Schwebezustand wird durch ihre elektrische Ladung aufrechterhalten, die ein Brownsche Bewegung genanntes Verhalten erzeugt. Dieser Schwebezustand bleibt bestehen, bis sich die Ladung wie bei einer Batterie verflüchtigt. Bei kolloidalem Gold sind das drei bis vier Monate nach Herstellung.

Für kolloidales Gold gibt es unterschiedliche Bezeichnungen, die in den folgenden Kapiteln verwendet werden: Goldkolloid, Gold-Nanopartikel, Nanogold, Mesogold.

Antike Kunst mit Nanoteilchen

Schon früher wurden besondere Materialien, wie wertvolles Glas, mit Nanoteilchen hergestellt. Römische und mittelalterliche Glashersteller nutzten winzigste Gold- und Silberpartikel, um dem Glas eine einzigartige Färbung zu geben. Ein berühmtes Beispiel für Glasfärbekunst im antiken Rom ist der Lycurgus-Kelch aus dem 4. Jahrhundert, der im Britischen Museum in London ausgestellt ist. Je nach Beleuchtungswinkel zeigt er sich ausgesprochen wandlungsfähig. Trifft Licht von außen auf den Kelch, leuchtet er dunkelgrün. Wird er jedoch von innen beleuchtet, schimmert das Glas rubinrot. Was damals wohl eher Erfahrungswissen war, lässt sich heute messen: bereits 0,01 Prozent Goldanteil am gesamten Gewicht des Glases genügen, um eine intensive Rotfärbung hervorzurufen. Je nach Größe der Nanopartikel verändert sich das Farbergebnis. Goldpartikel ergeben Färbungen von zartrosa bis violett, Silber erzeugt einen bläulichen Schimmer, Kupfer färbt gelb-bräunlich.

Lange Zeit zählte die Technik, mit der die Römer Goldrubinglas herstellten, zu den Rätseln der Antike, bis zwei Physiker am Helmholtz-Zentrum Berlin die Antwort fanden. Klaus Rademann und Armin Hoell forschen mit Röntgen-

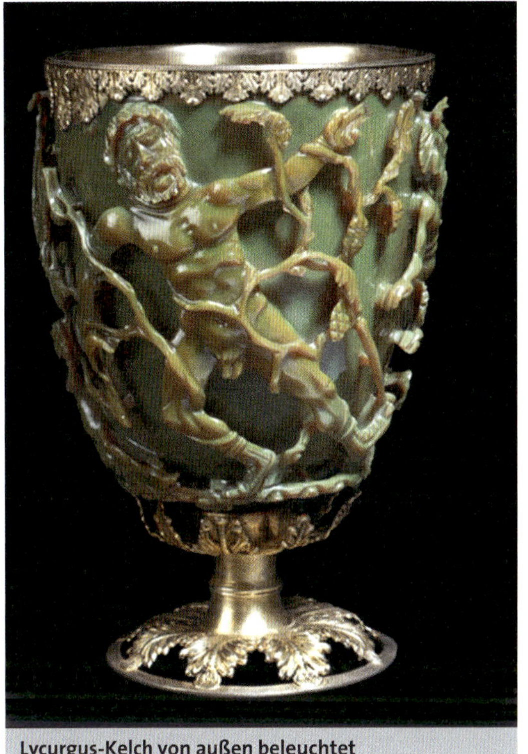
Lycurgus-Kelch von außen beleuchtet

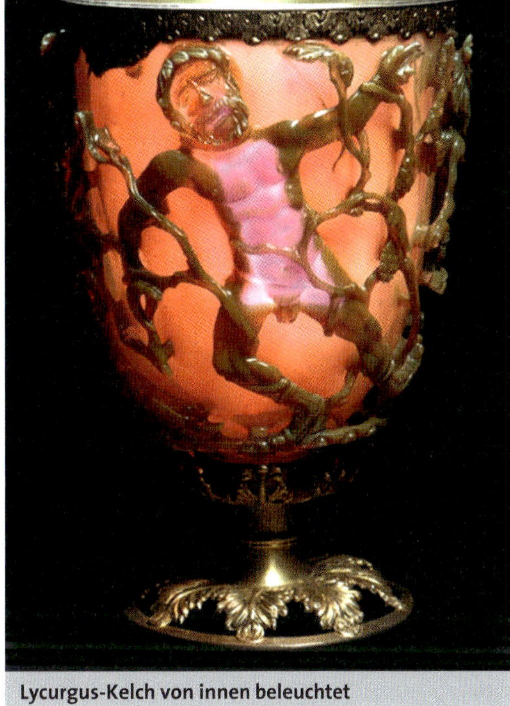
Lycurgus-Kelch von innen beleuchtet

Kleinwinkelstreuung und konnten zeigen, wie höchst ungewöhnliche Lichteffekte wie beim Lycurgus-Kelch entstehen.[15] Für die Herstellung wird Glas auf etwa 1500 °C erhitzt. Dann gibt man winzige Mengen Goldsalze in die Glasschmelze. Nach dem Abkühlen ist das Glas immer noch farblos. Die Rotfärbung tritt erst auf, wenn das Glas nochmals auf 600 °C erhitzt wird. Die Wechselwirkung zwischen dem Licht, das durch das Glas fällt, und den Goldpartikeln ruft den Farbeffekt hervor. Diese besondere Eigenschaft von Gold- und Silbernanopartikeln wurde im Mittelalter genutzt, um Kirchenfenster herzustellen, die in wunderbaren Farben erstrahlen.

Die Kolloidforschung ist heute ein wichtiger Teil in der industriellen Herstellung von Produkten, in der Technik und in der Pharmazie. Von Waschmitteln über Lacke, Farben und Hochleistungskunststoffe bis hin zu Arzneimitteln reicht das Spektrum der Anwendungen. Mithilfe von Kolloiden werden immer neue Produkte entwickelt, häufig mit verbesserten und genauer regulierbaren Eigenschaften – Gold befindet sich zum Beispiel in Herzschrittmachern und Insulinpumpen. Und wussten Sie, dass auch der Schwangerschaftstest Goldkolloide enthält?

Heilende Teilchen im Schwebezustand

Kolloidales Gold entsteht, wenn mikroskopisch kleine Goldpartikel (Nanopartikel) in destilliertes Wasser gegeben werden, wo sie sich fein verteilen. Die Teilchen sind nur zwischen einem und 100 Nanometer groß (ein Nanometer ist ein Millardstel Meter!). In dieser Größe folgen sie nicht mehr den bekannten physikalischen Gesetzen, sondern zeigen zum Teil völlig neue Eigenschaften. Nanogoldpartikel sind elektrisch geladen und stoßen sich gegenseitig ab. So halten sie sich in einem Schwebezustand und sinken nicht ab, wie dies Partikel ohne elektrische Ladung tun. Der Begriff »Kolloid« wurde 1861 von dem britischen Physiker Thomas Graham eingeführt.

Kolloide spielen bei den Stoffwechselprozessen aller lebenden Organismen eine wichtige Rolle. Blut, die Lymphe und auch die Säfte der Pflanzen sind kolloidale Flüssigkeiten. Durch ihre elektrischen und magnetischen Kräfte ziehen Kolloide verbrauchte, abgestorbene Zellen an, tragen diese ins Blut und sorgen dafür, dass sie ausgeschieden werden. Sie wirken auf das gesamte Energiesystem des Körpers und verbessern den Energiefluss. Goldkolloide bringen Körper, Seele und Geist wieder ins Gleichgewicht und steigern die Lebensenergie. Energieblockaden werden aufgelöst und Heilungsprozesse angeregt. Sogar das Erbgut wird positiv beeinflusst. Diese erstaunlichen und umfassenden Wirkungen lassen sich am besten verstehen, wenn man sich klarmacht, dass der Informationsfluss im Körper in erster Linie durch den Fluss von Elektronen stattfindet. Kolloidales Gold bringt diesen Energiefluss in Schwung und damit alle Schwingungsmuster im Organismus mit weitreichenden Wirkungen auf die Psyche, das Gehirn und den allgemeinen Gesundheitszustand. Vor allem im englischen Sprachraum wird kolloidales Gold oft als Mesogold bezeichnet. Entsprechend ist Mesosilber eine andere Bezeichnung für kolloidales Silber.

Kolloidales Gold ...

- wirkt ausgleichend und stärkend auf das Nervensystem
- mildert nervöse Beschwerden
- verbessert die innere Ausgeglichenheit
- reduziert Ängste
- gleicht Stimmungsschwankungen aus
- mindert Stressreaktionen
- erleichtert, sich zu entspannen
- wirkt stimmungsaufhellend und stärkt die Lebensfreude
- bringt die Lebensenergie und die vitalen Kräfte zurück
- intensiviert die Reizweiterleitung zwischen den Nervenzellen, vor allem im Gehirn
- erhöht die Konzentrations- und Denkleistung und das Erinnerungsvermögen
- erhöht die generelle körperliche Leistungsfähigkeit und das Durchhaltevermögen
- verbessert die motorischen Fähigkeiten
- aktiviert die Drüsen, besonders die Zirbeldrüse
- reguliert Fehlfunktionen der Drüsen
- stärkt die Sexualorgane und die Libido
- reguliert und unterstützt die Verdauungsleistung
- verbessert die Sehleistung und kann bei Augenerkrankungen helfen
- stärkt die rhythmischen Kontraktionen des Herzens und erhöht so die natürliche Pumpleistung
- verbessert die Durchblutung im gesamten Körper einschließlich des Gehirns
- gleicht Herzrhythmusstörungen aus
- wirkt regulierend auf den Blutdruck
- hilft bei Menstruationsbeschwerden und im Klimakterium, etwa bei Hitzewallungen
- kann nächtliches Schwitzen regulieren
- regt die Kollagenbildung an und kräftigt das Bindegewebe
- hilft bei Hautkrankheiten wie Neurodermitis
- kann rheumatoide Arthritis bessern oder heilen
- hat eine positive Wirkung auf Kinder mit Aufmerksamkeitsdefizit- und/oder Hyperaktivitätsstörung (ADHS, auch: ADD und ADHD)
- reguliert Gleichgewichtsstörungen
- kann Migräne und Kopfschmerzen bessern
- kann neurologische Erkrankungen wie zum Beispiel Alzheimer, Epilepsie, Multiple Sklerose oder Schlaganfallfolgen positiv beeinflussen
- kann Fettleibigkeit bessern
- unterstützt bei Abhängigkeiten und Suchtproblemen wie Alkohol und Rauchen

Kolloidales Gold in der modernen Medizin

In der medizinischen und klinischen Forschungsliteratur sind zahlreiche und ganz unterschiedliche Anwendungen für kolloidales Gold dokumentiert: Akne, Allergien, Arthrose, Arterienverkalkung, Asthma bronchiale, Bandscheibenprobleme, Blutdruckprobleme, Durchblutungs- und Gleichgewichtsstörungen, Gehörsturz, Grauer und Grüner Star. Es dient auch zur allgemeinen Verbesserung der Sehfähigkeit und hilft bei Netzhauterkrankungen, Haarausfall, Herz- und Blutgefäßerkrankungen, Herzrhythmusstörungen, degenerative Veränderungen, Verdauungsstörungen, Schilddrüsen-Fehlfunktionen, sexuellen Funktionsstörungen bei Mann und Frau, Syphilis und Tuberkulose. Selbst bei MS (Multiple Sklerose), Osteoporose, bei der Regeneration der Bauspeicheldrüse und bei Krebs wurden Besserungs- und Heilerfolge erzielt. Die Wirkung auf das Bindegewebe (Faszien) dient nicht nur der Festigung und Gesundung des Körpers insgesamt, sondern könnte auch eine Perspektive für Menschen, die an Fibromyalgie leiden, eröffnen.

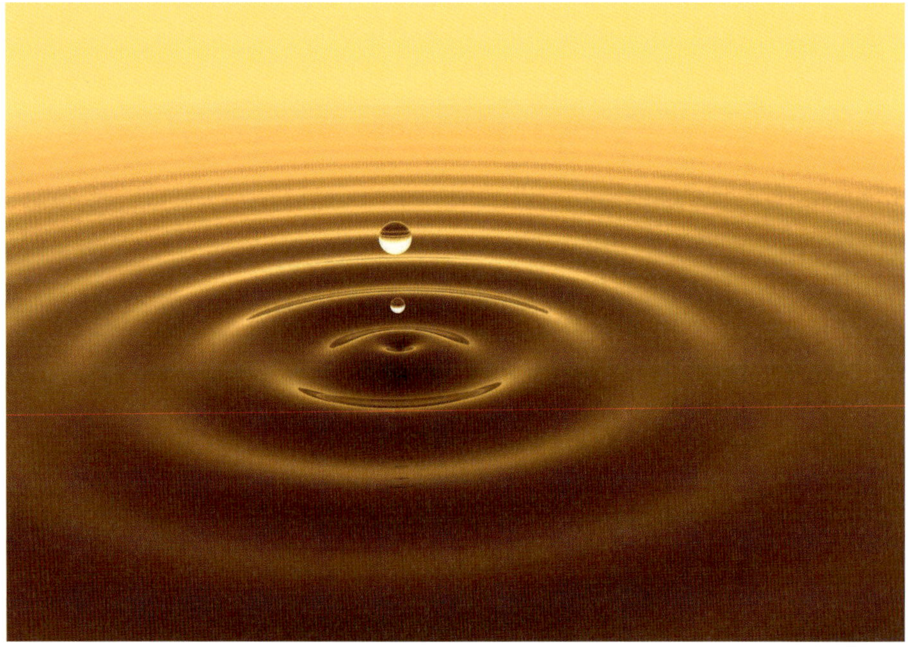

Gold kann Süchte wie die nach Alkohol oder Medikamenten verringern. Da es die Neigung, zu viel zu essen, ebenfalls beeinflusst, kann es zu einem schlankeren Körper verhelfen. Der Körper braucht Gold, um Schäden an der DNA, dem Erbgut, zu reparieren. Ein Grund für die erstaunlichen Heilerfolge ist nicht zuletzt die Wirkung von kolloidalem Gold auf Geist und Psyche: es beruhigt und harmonisiert das Nervensystem und den Geist, trägt zur Entspannung bei, erhöht den Spiegel des Glückshormons Serotonin und stärkt die Willenskraft und die Libido. Durch die Erhöhung der körperlichen Leistungsfähigkeit können Körper, Geist und Seele besser mit Belastungen fertig werden. Alle im Inneren ablaufenden Lebensvorgänge bis hinunter zur Zellebene werden durch Goldkolloid harmonisiert und gestärkt.

Ein Mittel – so viele Wirkungen?

Sie werden sich vielleicht fragen, wie es möglich sein kann, dass ein einziges Mittel so viele unterschiedliche Beschwerden und Erkrankungen lindern oder heilen können soll. Die Antwort lautet, dass Gold durch seinen atomaren Aufbau und die sich daraus ergebenden elektrischen Eigenschaften eine besonders große Zahl an Aufgaben im Körper erfüllen kann, vor allem in einem Bereich, der fundamental für das gesunde, lebendige Funktionieren von Körper, Geist und Seele ist: der Übertragung von Informationen durch Reizweiterleitung. Wenn wir uns vor Augen halten, dass der Informationsfluss im Körper vor allem durch den Fluss von Elektronen erfolgt, können wir vielleicht erahnen, was die elektrische Qualität des Goldes zu bewerkstelligen vermag.

Alte Heilsysteme wie die TCM betonen die elementare Wichtigkeit des freien Energieflusses im Körper. Krankheiten sind Blockaden in diesem Fluss, etwas staut sich, erzeugt an unversorgten Stellen Mangel, der Organismus gerät aus dem Gleichgewicht. Wenn sich diese Blockaden auflösen, wird das energetische System des Körpers wieder in die Balance gebracht und der Heilungsprozess kann eintreten. Wird Gold auf die richtige Weise verabreicht, wirkt es außerdem wie ein Adaptogen: ein Mittel, das immer dort ausgleicht, wo es gebraucht wird. Adaptogene reduzieren, was zu viel ist und füllen auf, was fehlt.

Kolloidales Gold macht intelligent und hebt die Stimmung

Das Gold befeuert den Lebensgeist, kräftigt Herz und Geblüt und verleiht Größe und Stärke.

Paracelsus

Die vielleicht erstaunlichste Eigenschaft, die kolloidales Gold besitzt, ist die Stärkung der mentalen Fähigkeiten. Zahlreiche Anwender berichten, was auch überliefert ist und durch Studien bestätigt wird: Eine Goldgabe in geeigneter Form steigert die Konzentrations- und Denkfähigkeit und hebt die Stimmung. Depressionen, emotionale Instabilität, Selbstmordneigung, Melancholie, Ängste und selbst Phobien werden gemildert und verschwinden oft völlig. Wut, Ärger und das Empfinden von Frustration lassen nach. Stattdessen wachsen Selbstvertrauen, Mut und eine optimistischere Haltung dem Leben gegenüber. Der Unternehmungsgeist und die Lust, das Leben in die Hand zu nehmen, werden gestärkt. Ursache sind die besonderen elektrischen Eigenschaften des Goldes: sie bringen den Informationsfluss im Körper in Schwung.

Gold kommt im menschlichen Körper als Spurenelement vor, vor allem im Gehirn, wo es eine wichtige Rolle spielt. Menschen werden intelligenter, agiler, bewusster und ihre motorischen Fähigkeiten nehmen zu, wenn sie kolloidales Gold verabreicht bekommen, das haben Studien gezeigt. In einer Pilotstudie stieg der Intelligenzquotient der Studienteilnehmer um 20 Prozent. Die Testpersonen machten einen IQ-Test und bekamen dann drei Monate lang täglich kolloidales Gold. Drei Monate später wurde wieder ein IQ-Test durchgeführt, bei dem sich die deutliche Leistungszunahme zeigte. Ein bis zwei Monate, nachdem die Goldgabe abgesetzt wurde, sank der IQ bei einigen Probanden wieder, bei den anderen war er auch nach drei Monaten noch gleich. Die Forscher erklären sich das Ergebnis so: Das Gehirn enthält rund 100 Milliarden Nervenzellen (Neuronen). (Zum Vergleich: Laut der Stiftung Weltbevölkerung lebten beim Jahreswechsel 2012/13 rund 7,1 Milliarden Menschen auf der Erde!) Die ungeheure Anzahl an Neuronen ist damit beschäftigt, Informationen zu empfangen, zu verarbeiten und weiter zu senden. Jede einzelne Gehirnzelle hat bis zu 1000 Verbindungstellen zu anderen Hirnzellen, die als Übertragungssysteme funktionieren. Sie werden Synapsen genannt und können einen elektrischen Impuls an andere Zellen weiterleiten oder auch nicht. Hier kommt Gold ins Spiel.

Die Wissenschaftler gehen davon aus, dass die winzigen Goldkolloide die elektrische Ladung der Zellen und damit den Informationsfluss beeinflussen, der zwischen den Neuronen entsteht, wenn sie ihre Informationen »feuern«, wodurch sie die Kommunikation zwischen den Nervenzellen verstärken. Auf diese Weise wirkt kolloidales Gold regenerierend und verjüngend auf die Nervenzellen im Gehirn.[16]

Darüber hinaus stimuliert Gold die Produktion endorphinartiger Hormone, die für gute Stimmung und eine positive Weltsicht sorgen, und von SOD (Superoxid-Dismutase). Dieses Enzym kommt in fast allen Zellen vor. Es ist ein besonders starker Radikalfänger und hat daher hochwirksame, zellschützende Eigenschaften.

Nicht nur für Sportler: Gold erhöht die Bewegungskoordination

Wenn kolloidales Gold eingenommen wird, gelangt es in den Dünndarm, wo es ins Blut übergeht. Lässt man das Goldwasser ein bis zwei Minuten im Mund, wird es bereits über die Mundschleimhaut aufgenommen. Das Blut transportiert die Goldkolloide zum Gehirn. Dies ist möglich, da die Kolloide die Blut-Hirn-Schranke überwinden. Wie schon im vorherigen Kapitel beschrieben erhöhen die Goldkolloide die elektrische Aktivität zwischen den Neuronen, sodass eine schnellere und bessere Kommunikation zwischen den Nervenzellen stattfindet. Das bedeutet eine Intensivierung der Gehirntätigkeit auf allen Ebenen und damit auch eine Verbesserung der motorischen Fähigkeiten. Die Koordination zwischen Augen, den Händen und Gliedmaßen verbessert sich, die Geschicklichkeit nimmt zu, Bewegungen werden exakter. Die räumliche Wahrnehmungsfähigkeit und die Einschätzung von Abständen verbessert sich, ebenso das Zeitempfinden und die Fähigkeit, zeitliche Abläufe richtig einzuschätzen.

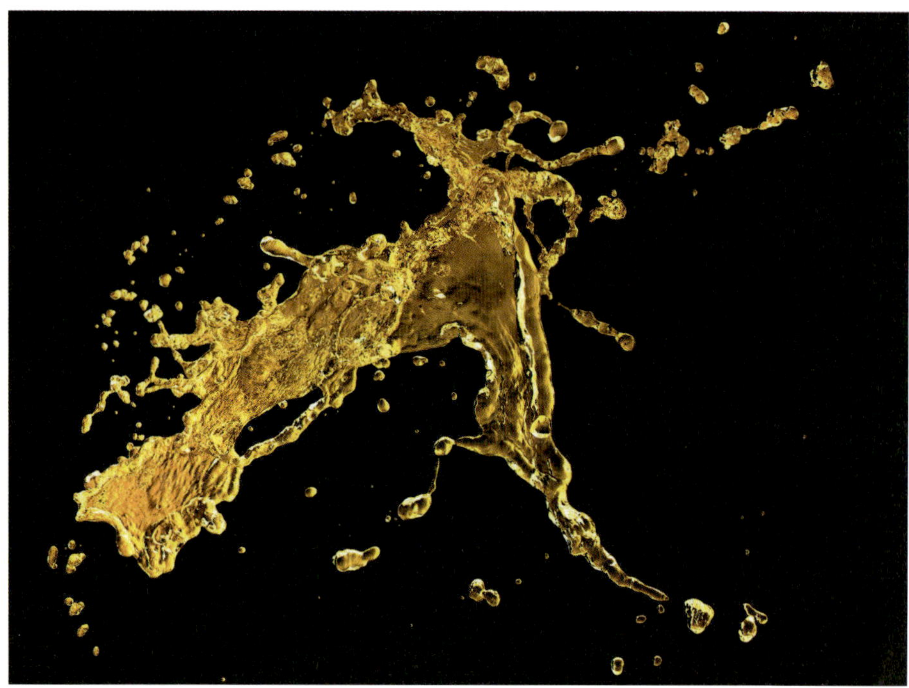

Für alle, die gern Sport treiben oder Profisportler sind, sind Körperkoordination und motorische Fähigkeiten besonders wichtig, ebenso für alle, die Präzisionsarbeit mit den Händen ausführen und/oder sehr detailliert wahrnehmen müssen. Dieser Personenkreis kann besonders von der Einnahme von kolloidalem Gold profitieren. Auch die Fähigkeit, ein Fahrzeug sicher im Straßenverkehr zu lenken, kann gestärkt werden.

Gesunde Zellen durch erhöhte Leitfähigkeit der DNS

Nicht nur die Nervenzellen nutzen elektrische Impulse, auch die DNS wird durch elektrochemische Vorgänge bestimmt. Die DNS wird durch schwachen Strom aktiviert und sendet zum Teil extrem kurze Laserblitze an benachbarte Zellen, mit denen Informationen ultraschnell übertragen werden. Forscher am Institut für Physik der Universität Basel konnten 1999 erstmals die elektrische Leitfähigkeit von DNS-Molekülen messen und somit nachweisen. Die DNS (**D**esoxyribo**n**ukleins**ä**ure) hat fundamentale Aufgaben im Körper: sie ist Träger der Erbinformation, in der das gesamte genetische Lebensprogramm einer Zelle enthalten ist. Zusammen mit der RNS (**R**ibo**n**uklein**s**äure) steuert sie sämtliche Abläufe des Körpers auf Molekularebene. Dazu gehören auch die Reparatursysteme.

Bereits 1998 konnten die Forscher zeigen, dass Elektronen in der DNS zwischen den molekularen Bausteinen des Erbgutes hin- und herspringen können. Nun zeigte sich, dass Elektronen sich auf der DNS über weite Entfernungen frei bewegen und elektronische Strecken bilden können. Die Forscher vermuten, dass die Natur diese Eigenschaft der DNS, nutzt, um Gene an- oder abzuschalten. Die Leitfähigkeit der DNS hilft den Zellen, gesund zu bleiben, sie ist also ein wichtiger Faktor für Gesundheit und Regeneration. Kolloidales Gold erhöht die Leitfähigkeit der DNS dergestalt, dass die elektrische Informationsübertragung und damit alle Organisations- und Regenerationsprozesse verbessert werden.

In den Zellen des menschlichen Körpers entstehen täglich bis zu einer Million Schäden an den DNS-Molekülen. Eine Vielzahl von Enzymen ist ständig damit beschäftigt, diese Schäden zu reparieren. Den Ort des Geschehens finden die Reparateure auf elektrischem Weg. Sobald sich in der DNS Schäden zeigen, ändert sich die Leitfähigkeit in diesem Bereich der Erbsubstanz. Wie ein Team um den Physiker Rudolf Römer an der englischen Universität Warwick herausfand, funktioniert das elektrische Sicherheitssystem des Körpers nicht immer reibungslos. Bei einem bestimmten Typ gefährlicher Veränderungen ist die Änderung in der Leitfähigkeit so gering, dass sie für die Reparaturenzyme kaum erkennbar ist. Dann bleibt die Mutation bestehen und kann im schlimmsten Fall Krebs hervorrufen. (Quelle: GEO-Magazin, Nr. 02/10)[17]

Die Leitfähigkeit der DNS ist ein wichtiger Faktor in der mitochondrialen Medizin, die sich mit der Energiegewinnung in den Zellen befasst. Denn viele gesundheitliche Störungen sind ein energetisches Problem innerhalb der Zellen. Unser Körper braucht Energie, um die Lebensfunktionen aufrechterhalten. Sämtliche Zellfunktionen brauchen Energie, und die Reparatur der ständig in den Zellen entstehenden Schäden benötigt Energie. Nur wenn wir genügend Energie zur Verfügung haben, können wir aktiv und gesund leben und handeln. Diese Energie wird in den Mitochondrien gewonnen, den Kraftwerken in den Zellen. Der wichtigste Lieferant für Energie ist Nahrung. Nach dem Verdauungsvorgang gelangt sie über das Blut in die Zellen. Damit sie dort genutzt und gespeichert werden kann, muss sie jedoch zuerst verbrannt werden. Dieser Vorgang geschieht in den Mitochondrien.

Allerdings fallen überall dort, wo Energie produziert wird, Stoffwechselabfallprodukte an: zerstörerisch wirkende freie Radikale. Um sie zu neutralisieren, braucht es Nährstoffe und Antioxidantien. Geschieht dies nicht im ausreichenden Maße, verstärkt sich der Energiemangel und eine Vielzahl von Symptomen, Erkrankungen und chronischen Leiden können entstehen. Dazu gehören Immunschwäche, chronische Müdigkeit, Leistungsabfall, Allergien, Fettleibigkeit, Autoimmunerkrankungen wie Multiple Sklerose, Rheumatismus, neurovegetative Beschwerden wie Unruhe und Nervosität, ADHS, erhöhter Cholesterinspiegel, reduzierte Leberentgiftung, Herzrhythmusstörungen, vorzeitige Alterungserscheinungen und Zellentartung bis zum Zelltod (Krebs).[18]

Eine in *Nature Cell Biology* im Jahre 2005 veröffentlichte Studie befasste sich mit den Auswirkungen, die oxidativer Stress in den Zellen und DNS-Schäden

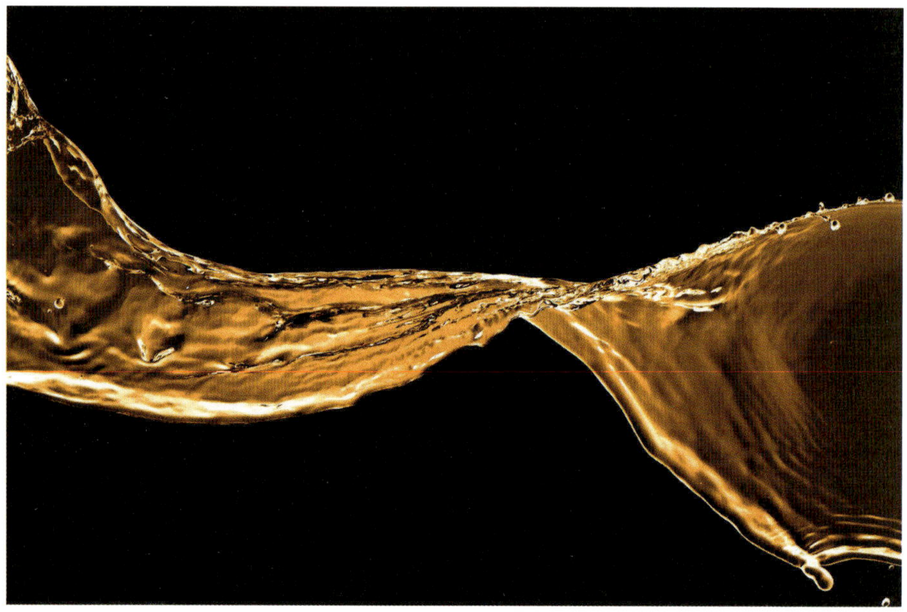

auf den Alterungsprozess haben, und mit der Bildung von schädlichen Sauerstoffradikalen.[19]

Gesundheit und Leistungsfähigkeit hängen in höchstem Maße von den Mitochondrien ab. Sind die Reparatursysteme des DNS voll funktionstüchtig, unterstützen sie die Mitochondrien und die Neutralisierung freier Radikale. Gold hilft den Zellen, gesund zu bleiben – und damit auch den Mitochondrien.

Mehr Energie und Leistungsfähigkeit

Müdigkeit, Energiemangel und rasche Erschöpfbarkeit sind heute fast eine Volkskrankheit. Aber auch Menschen, die fit sind, freuen sich, wenn ihr Energiepegel steigt. Kolloidales Gold hat die Eigenschaft, die Leistungsfähigkeit des Körpers rundum zu verbessern. Bei regelmäßiger Einnahme erhöht sich der elektrische Leitfluss im gesamten Körper und die Zellen können sich regenerieren und ihre Kraft zurückgewinnen. Nach einigen Tagen bis Wochen stellt sich eine größere Ausgeglichenheit ein und häufig verbessert sich auch der Schlaf. Eine von Guy Abraham und seinem Team durchgeführte Studie zeigt die konkreten Verbesserungen, die Anwender erlebten.

Folgende Veränderungen wurden von den Testpersonen festgestellt:

- Bei sechs Personen verbesserte sich die Sehfähigkeit. Details konnten aus der Ferne besser wahrgenommen werden, die Brille wurde beim Lesen seltener benötigt.
- Drei Testpersonen, die Tennis und Golf spielten, stellten fest, dass ihre Koordinationsfähigkeit und ihre Leistung insgesamt zugenommen hatten. Die Veränderung wurde auch von anderen Spielern, die sie kannten, bemerkt.
- Bei zwei Personen, die unter Verstopfung litten, kam die Darmtätigkeit wieder in Gang, solange sie kolloidales Gold einnahmen. Nach dem Absetzen kam die Darmträgheit zurück.
- Sechs Personen mit Morgensteifheit bemerkten eine größere Beweglichkeit beim Aufwachen.
- Zwei Testpersonen kündigten ihre Jobs und starteten ein eigenes Unternehmen. Sie schrieben diese Veränderung dem kolloidalen Gold zu, das ihr

Selbstvertrauen, ihre organisatorischen Fähigkeiten und ihre Kreativität gesteigert habe.

- Nach sechs beziehungsweise acht Monaten stellten zwei Frauen eine verjüngende Wirkung fest. Sie wurden von Freunden gefragt, ob sie sich einem Gesichtslifting unterzogen hätten.
- Drei Frauen berichteten, dass sich ihr Körpergewicht normalisiert habe.[20]

Eine einfache und hochwirksame Verjüngungskur

Kolloidales Gold hat eine positive Wirkung auf die wichtigsten biologischen Funktionen des Organismus. Mittel, die wirklich verjüngen können, sind in der Lage, an den Schaltstellen des Organismus anzusetzen. Gold aktiviert und regeneriert die Drüsen, beruhigt das Nervensystem und gleicht die Temperaturlage des Körpers aus. Hitzewallungen, Kältegefühle und nächtliches Schwitzen werden reguliert. Durch die Stimulation der Nervenzellen, die nicht nur im Gehirn stattfindet, sondern im gesamten Körper, lassen nervöse Spannungen nach. Neue Ideen entwickeln sich und die Kreativität und Lebenskraft nehmen zu. Viele berichten, dass sie wieder mehr Zufriedenheit bei ihrer Arbeit empfinden. Gestärkt werden auch die Sexualorgane und die Libido, sexuelle Blockaden und Impotenz können verschwinden. Bei einer längeren Einnahme kann kolloidales Gold ein natürliches Aphrodisiakum sein. All diese Eigenschaften und noch weitere, die an anderen Stellen in diesem Buch beschrieben werden, sind Kennzeichen einer Vitalisierung und Verjüngung.

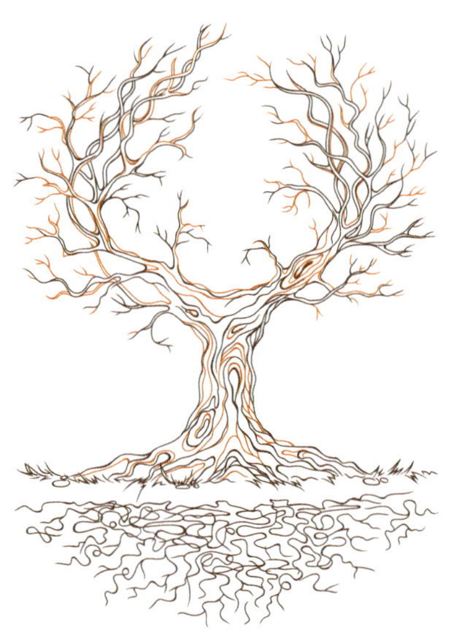

Traditionell wird der Einnahme von Gold außerdem eine lebensverlängernde Wirkung zugesprochen. Auch ein schlanker Körper, beziehungsweise ein Körper mit dem für den Typus optimalen Gewicht, ist eine gute Voraussetzung, um lange Zeit gesund und jugendlich zu bleiben. Die brasilianischen Ärzte Nilo Cairo und A. Brinkmann wiesen in ihrer *Materia Medica* kolloidalem

Gold den ersten Platz in der Behandlung von Fettleibigkeit zu. Ältere Menschen profitieren in ihrer Leistungsfähigkeit und Stimmung. Erschöpfungszustände lassen nach.

Ein Kick fürs Bindegewebe: Gold macht schön

Ein jugendliches, schönes und gepflegtes Aussehen hängt in großem Umfang von der Haut und dem darunter liegenden Bindegewebe ab. Mit zunehmenden Jahren verliert beides an Elastizität, wodurch sich Falten und erschlaffte Stellen bilden. Ein nicht zu übersehender Faktor für die Haut- und Gewebealterung ist Zucker, der – in größeren Mengen genossen – den Insulinspiegel im Organismus stark ansteigen lässt. Daraus entwickelt sich eine Reaktionskette, die schließlich auch die Haut beeinflusst. Die Konzentration von Zucker im Blut steigt an, was schädliche Auswirkungen auf das Bindegewebe hat, da die Kollagenfasern verkleben. Ursache dafür sind sogenannte AGEs (Advanced Glycation Endproducts), eine unkontrollierte Reaktion von Zucker mit Proteinen und Lipiden, wodurch die Kollagenfasern verhärten und die Haut und das Bindegewebe am gesamten Körper unelastisch werden. Die Folge sind mehr und tiefere Falten. Die AGEs lagern sich in den Blutgefäßen ab und können zu Verkalkung führen, die Funktion der Zellen und das körpereigene Reparatursystem sind gestört, wodurch die Zellalterung beschleunigt wird. Dieser Zucker-Eiweiß-Vorgang heißt Glykation. Bei fortschreitender Glykation entwickeln sich Entzündungen in den Zellen, was sich durch Juckreiz und Ekzeme zeigen kann.

Wie eine koreanische Studie zeigte, haben Gold-Nanopartikel einen Anti-Glykation-Effekt: Kollagen, das mit Gold-Nanopartikel behandelt wurde, zeigte eine deutlich geringere Glykation. Eine bereits bestehende Netzbildung nahm deutlich ab. »Zusammengefasst legen diese Ergebnisse nahe, das Gold-Nanopartikel das Potenzial haben, gegen Hautalterung eingesetzt zu werden, die durch Glykation ausgelöst wird«, so die Forscher.[21] Langzeituntersuchungen zeigten eine deutliche Verringerung der Abstände zwischen den Gewebefasern (40 Prozent), wenn Gold-Nanopartikel gegeben wurden.[22]

Glykation ist der Grund, weshalb heute häufig eine Ernährungsweise mit Lebensmitteln empfohlen wird, die einen niedrigen glykämischen Index haben.

Das sind Nahrungsmittel, die nach dem Verzehr wenig Insulin ausschütten – im Gegensatz zu solchen, die eine hohe Insulinausschüttung bewirken wie Weißbrot, Kuchen, Nudeln, Fruchtsäfte und Limonaden. Gemüse hat einen niedrigen glykämischen Index. Auch der Zucker in Obst wird besser verwertet als Industriezucker oder Weißmehlprodukte, die im Körper genauso Glykation bildend verstoffwechselt werden wie reiner Zucker. Gold-Nanopartikel können bereits entstandene Schäden reduzieren und eine Neubildung zumindest verlangsamen. Das Bindegewebe wird gefestigt. Die große Bedeutung, die eine Möglichkeit bietet, auf die verschiedenen Bindegewebetypen einzuwirken, wird verständlich, wenn wir uns bewusst machen, dass das Bindegewebe nicht nur für die Schönheit zuständig ist. Es umgibt Herz, Leber, Darm, Nieren, Muskeln, Knochen, Sehnen, Nerven usw. und unterteilt, stützt und hält sie.

Damit sind die Aufgaben des Bindegewebes noch nicht beendet. Es ist unerlässlich für die beiden Grundfunktionen des Organismus: Die Versorgung mit Nährstoffen über die Blutbahn und den Abtransport von Stoffwechselendprodukten der Zellen. Das Netz der Kapillaren (feinste Blutgefäße) zieht sich durch das Bindegewebe, reicht aber nicht bis in die Zellen. Die Nährstoffe diffundieren vom Bindegewebe in die Zellen, wo sie aufgenommen werden. Die aus der Verwertung der Nährstoffe entstehenden Abfallstoffe (Schlacken) müssen sich aus der Zelle in das Bindegewebe zurückbewegen, damit sie abtransportiert werden können. Ist das Bindegewebe nicht voll funktionstüchtig, bleiben die Abfallstoffe im Bindegewebe liegen, es entsteht Cellulite, Orangenhaut. Außerdem kann Bindegewebsschwäche auch an einem Leistenbruch, Bandscheibenproblemen, Gelenkbeschwerden und Rückenproblemen beteiligt sein. Ein gesundes und straffes Bindegewebe hält den Körper dagegen gesund und schlank.

Eine gesunde Ernährung und Bewegung sind die Basis für ein intaktes Bindegewebe. Kolloidales Gold kann das Seine dazu tun.

Kolloidales Gold fängt freie Radikale

Antioxidantien bilden im menschlichen Körper einen wirksamen Schutzschild gegen die aggressiven freien Radikale. Das sind instabile, unvollständige Sauerstoffmoleküle, die ständig durch Stoffwechselprozesse in unserem Körper entstehen. Sie werden auch in den Mitochondrien, den Kraftwerken in unseren Zellen, als Stoffwechselnebenprodukte gebildet (siehe Kapitel »Gesunde Zellen durch erhöhte Leitfähigkeit der DNS«, S. 70). Da freie Radikale im Gegensatz zum normalen Sauerstoff nur ein Elektron enthalten, sind sie sehr reaktionsfreudig. Um sich zu vervollständigen, reißen sie Elektronen aus anderen Molekülen und verwandeln diese ebenfalls in freie Radikale. Daraus entsteht eine Kettenreaktion, bei der Zellwände, Zellkerne, Proteine und sogar die Erbsubstanz (DNS) angegriffen und verändert werden. Für diese Zellen bedeutet das Degeneration bis hin zum Zelltod. Wenn freie Radikale bis zum Zellkern gelangen, können sie bewirken, dass die Zelle entartet und sich eine Krebszelle entwickelt. Freie Radikale können die Gewebe der Haut und der Organe zerstören, tragen zur Entwicklung chronischer Erkrankungen bei und beschleunigen den äußeren und inneren Alterungsprozess.

Auch das Immunsystem kann betroffen sein, was zu einer immer schwächer werdenden Immunabwehr führt. Dem Körper wird so die Möglichkeit genommen, sich gegen die Entstehung von Herz-Kreislauf-Erkrankungen, Tumoren

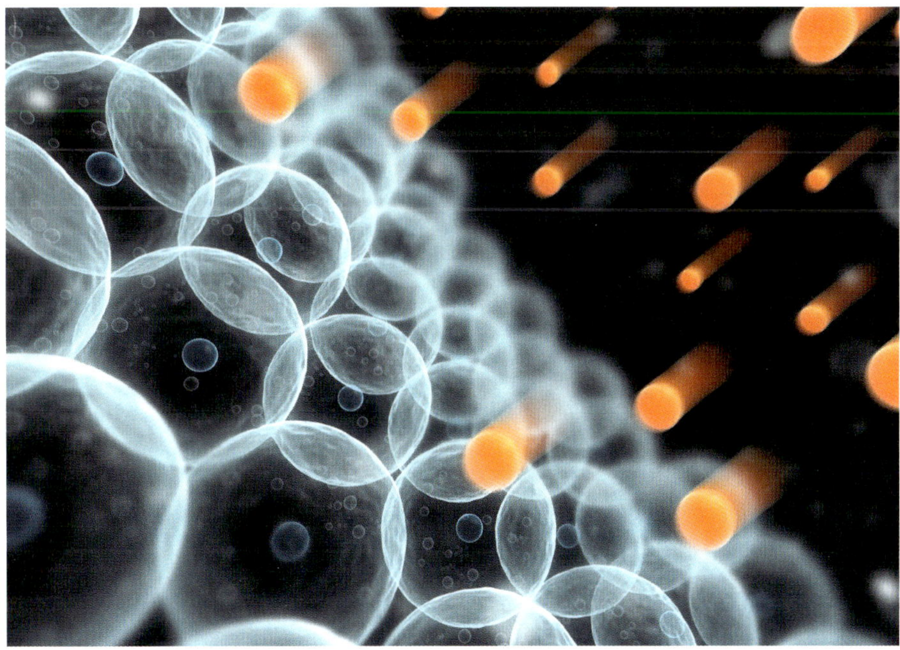

oder rheumatischen Erkrankungen zu wehren. Unser Immunsystem kann freie Radikale bekämpfen, vorausgesetzt, es ist stark genug. Umweltbelastungen, Erkrankungen, Stress und ungeeignete Ernährung schwächen jedoch die Immunabwehr. Die Zahl der in der Umwelt vorhandenen freien Radikale nimmt außerdem zu, sodass die Gesamtbelastung, der unser Körper von außen und innen ausgesetzt ist, wächst. Antioxidantien, Mittel gegen freie Radikale, werden deshalb immer wichtiger.[23]

Antioxidantien (Einzahl: Antioxidans) sind Stoffe, die freie Radikale unschädlich machen können, indem sie den als Oxidation bezeichneten Zellzerstörungsprozess verhindern. Sie sind in der Lage, mit den freien Radikalen eine unschädliche Verbindung einzugehen und die Kettenreaktion zu unterbrechen, bevor es zu Zellschäden kommt. Sie helfen uns, gesund und vital zu bleiben und nicht vorzeitig zu altern. Wirksame Antioxidantien nehmen wir mit Obst, Gemüse und Kräutern zu uns. Mit kolloidalem Gold haben wir einen weiteren, kraftvollen Radikalfänger. Studien zu Gold-Nanopartikeln zeigten überzeugend, dass die Goldkolloide in der Lage sind, schädliche Sauerstoffreaktionen in der Zelle zu reduzieren. Je kleiner die Partikel waren, desto effektiver waren sowohl die elektrische Übertragung zwischen den Nervenzellen, wie auch die Radikalenfängerfunktion.[24]

Gluthation ist eine lebensnotwendige, organische Verbindung (Tripeptid) aus drei Aminosäuren, die im gesamten menschlichen Körper vorkommt. Jede Körperzelle kann Gluthation selbst aus den Aminosäuren Glutaminsäure, Cystein und Glycin herstellen. Außerdem nehmen wir das Gluthation auch mit der Nahrung auf, zum Beispiel über Spinat, Brokkoli und Petersilie. Alle Zellen benutzen aktives, reduziertes Gluthation. Das Tripeptid ist an entscheidenden Stoffwechselvorgängen beteiligt, stärkt das Immunsystem, hemmt Entzündungen und kann Vitamin C und E regenerieren. Gluthation steuert Zellentgiftungsreaktionen, Coenzym-Funktionen, unterstützt die Reparatur von DNS-Schäden (Schäden am Erbgut), und ist an Entwicklungs- und Alterungsprozessen beteiligt. Es schützt und baut die Darmschleimhaut auf, die heute bei vielen Menschen angegriffen ist. Besonders wichtig ist Gluthation für die Leber, die als Entgiftungsorgan von allen Organen die höchste Konzentration aufweist.

Als starkes Antioxidans neutralisiert Gluthation die Wirkung freier Radikale und bewahrt den Organismus vor verschiedenen Degenerationserkrankungen. Gluthation wird verstärkt gebraucht zur Entgiftung, zur Stärkung des Immunsystems, bei Entzündungen, Arthritis, Allergien, nachlassendem Sehvermögen, Magengeschwüren und bei der Krebsprophylaxe. Im Verlauf der Untersuchungen zu Gold-Nanopartikeln bei Diabetes wurde festgestellt, dass die Gabe von GNP den Gluthation-Spiegel deutlich erhöhte, wodurch eine zellschützende, antioxidative Wirkung entsteht.[25]

Auch stimuliert Gold die Produktion von SOD (Superoxid-Dismutase). Das Enzym ist ein besonders starker Radikalfänger. SOD kommt in fast allen Zellen des Körpers vor. Sogar in den Hautzellen findet sich SOD, wo es die Haut vor Schädigungen, Altersflecken und Falten schützt.

Gold stimuliert das »Methusalem-Enzym« SOD

Gold und Langlebigkeit sind ein häufig genanntes Paar in der Geschichte der Goldmedizin. Was im Altertum Erfahrungswissen war, wird heute durch die Wissenschaft erklärbar. Gold regt die Bildung des Enzyms SOD (Superoxid-Dismutase) an. SOD ist eines der am meisten vorhandenen körpereigenen Enzyme und kommt in fast allen Körperzellen vor. Jeder Milliliter Blut enthält durchschnittlich 60 Mikrogramm SOD. Seine Aufgabe ist die Abwehr von freien Radikalen, insbesondere der Superoxide, den häufigsten und gefährlichsten Sauerstoffradikalen. Superoxide entstehen im Stoffwechsel der Zellen. Sie schädigen die Zellen und sind für Zellalterungsprozesse verantwortlich. SOD ist daher das wichtigste enzymatische Antioxidans mit einem außergewöhnlich hohen Schutzpotential für die Zellen.

Zivilisationskrankheiten wie Diabetes mellitus Typ II, degenerative Herz-Kreislauf-Erkrankungen, Gicht, bestimmte Formen von Krebs und Allergien, Alzheimer usw. werden mit einem mangelnden Abbau von freien Radikalen in Zusammenhang gebracht. Außerdem werden durch Krankheiten große Mengen an freien Radikalen erzeugt. In diesem Fällen wird eine größere Menge an SOD gebraucht, das der Körper jedoch nicht immer in ausreichender Menge herstellen kann. Gründe dafür können ein Mangel an Zink, Mangan oder Kupfer sein, die für die Bildung von SOD benötigt werden, aber auch eine Schwächung des Organismus. Zum Beispiel haben Diabetiker einen erhöhten Bedarf an SOD, das Folgeschäden ihrer Erkrankung vorbeugen kann. Auch bei Arthritis beziehungsweise Arthrose braucht der Körper mehr SOD. In einer Studie mit an Arthritis beziehungsweise Arthrose erkrankten Patienten wurde festgestellt, dass durch SOD Schmerzen, Schwellungen und Entzündungen gelindert werden konnten.[26]

Goldkosmetik

Seit einigen Jahren hat auch die Kosmetikindustrie Gold für sich entdeckt. Das Edelmetall schmückt nicht nur Dekolleté, Finger und Ohrläppchen und lässt den Menschen innerlich wieder »erstrahlen«, auch die Haut profitiert von Gold, das in Cremes und Packungen steckt.

Der Hauptgrund ist seine Fähigkeit, Feuchtigkeit zu speichern. Das Dreihundertfache seines Eigengewichts kann Gold an Feuchtigkeit binden, wodurch Cremes wie eine Feuchtigkeitsdusche für die Haut wirken. Gold baut außerdem verbrauchte Zellen ab und unterstützt die Sauerstoffversorgung der Haut. Durch die Feuchtigkeit und den Sauerstoff wird die Haut von innen heraus gestärkt und der Teint kann frischer und jünger aussehen.

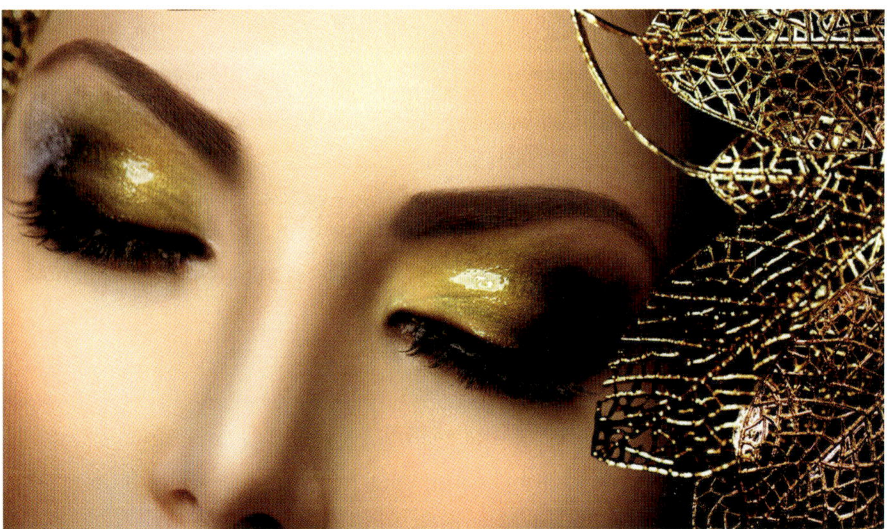

Gold wirkt antibakteriell und hemmt daher Entzündungen, deshalb wird die Goldkosmetik in der Regel auch von Menschen mit empfindlicher Haut oder Hautproblemen vertragen.

Die dekorative Kosmetik nutzt die spezielle Lichtbrechung von Gold in Produkten wie Make-ups und Lidschatten. Es entsteht ein leichter Schimmer auf der Haut, der Fältchen verschwinden lässt.

Goldkosmetik kann von außen zu einer Verringerung des Glykationseffekts beitragen – der im vorherigen Kapitel beschriebenen Gitternetzbildung in Haut und Bindegeweben, die den Menschen nicht nur optisch altern lässt. Das Edelmetall strafft die Haut von innen und außen, die Zellen werden schneller erneuert und die Produktion von Kollagen und Elastin wird angeregt.

Schlank mit kolloidalem Gold

Gold ist kein spezielles Schlankheitsmittel. Die Rückkehr zum Normalgewicht kann als Nebeneffekt stattfinden, da Gold die Verdauung ankurbelt. Verdauungsstörungen sind ein häufiger Grund für Gewichtszunahme, unter anderem, weil die unverdaute Nahrung im Darm bleibt und verschiedene Beschwerden erzeugen kann, bis hin zu einer gefährlichen Entzündung der Darmschleimhaut. Das »Leaky Gut Syndrom«, bis vor Kurzem noch kaum bekannt, besteht darin, dass die Darmschleimhaut durchlässig wird. Damit kann sie ihrer komplexe Aufgabe, einerseits eine Barriere gegen Giftstoffe zu bilden, und andererseits Vitalstoffe aufzunehmen, nicht mehr gerecht werden. Kolloidales Gold schafft Ordnung im Verdauungstrakt. Die Verdauung normalisiert sich, die Darmschleimhaut kann heilen und die Stoffwechselkreise finden zu ihrer natürlichen Ordnung zurück.

Gold bei Diabetes

Oxidativer Stress ist ein wichtiger Faktor für die gesundheitlichen Probleme, die Diabetes mit sich bringt. Wenn im Organismus mehr freie Radikale anfallen, als die zur Verfügung stehende Menge an Antioxidantien auffangen kann, spricht man von oxidativem Stress.

Freie Radikale werden im Körper bei fast allen Stoffwechselvorgängen erzeugt, die mit Sauerstoff in Verbindung stehen, auch durch die Atmung selbst. Etwa ein bis drei Prozent unserer Atemluft werden zu aggressiven Sauerstoffradikalen umgewandelt. Die Bildung freier Radikaler ist grundsätzlich ein natürlicher Prozess und der Organismus besitzt ein körpereigenes, antioxidatives Schutzsystem, das durch entsprechende Ernährung gestärkt wird. Durch Ernährungsfehler, Krankheit, Stress und Umwelteinflüsse kann der Pegel so hoch ansteigen, dass das Verhältnis von zellschädigenden Radikalen und Antioxidantien aus dem Gleichgewicht gerät.

Freie Radikale werden auch als »Oxidantien« oder als ROS (Reactive Oxygen Species) bezeichnet: reaktive Sauerstoffmoleküle, die aufgrund ihrer Elektronenlücke, die sie zu füllen versuchen, die Zellen gravierend schädigen, oft bis hin zum Zelltod. Sie bewirken ein »Oxidieren« der Zelle. Eine der wichtigsten Quellen für ROS im Körper sind die Mitochondrien, wo sie als Nebenprodukt der Zellatmung anfallen. Freie Radikale tragen zur Entstehung von praktisch allen degenerativen Erkrankungen bei. Dazu gehören Diabetes mellitus, Arteriosklerose, rheumatoide Arthritis, Colitis Ulcerosa, Morbus Alzheimer und Morbus Parkinson.

Bei Diabetes mellitus entgleist der Stoffwechsel aufgrund eines zu hohen Blutzuckerspiegels (Hyperglykämie). Die Fähigkeit, oxidativen Stress abzubauen, geht verloren. Die durch einen hohen Blutzuckerspiegel erzeugten freien Radikale spielen bei Komplikationen, die durch Diabetes auftreten, eine ausschlaggebende Rolle.

Die Forschung sucht deshalb nach Mitteln, um oxidativen Stress bei Überzuckerung zu mindern oder zu unterbinden. Eine im *Journal of Nanobiotechnology* 2010 veröffentlichte Studie an diabetischen Mäusen zeigte, dass Gold-Nanopartikel i(AU-NP) intensiv antioxidativ wirken und die Bildung von schädlichen freien Radikalen verhindern können. Der Blutzuckerspiegel normalisiert sich.

Bei oxidativem Stress werden die Zellen nicht nur durch freie Radikale geschädigt. Auch ein verstärkter oxidativer Abbau von Lipiden, die Lipidperoxidation, kann die Zellen angreifen. Unter Lipiden versteht man die Gesamtheit

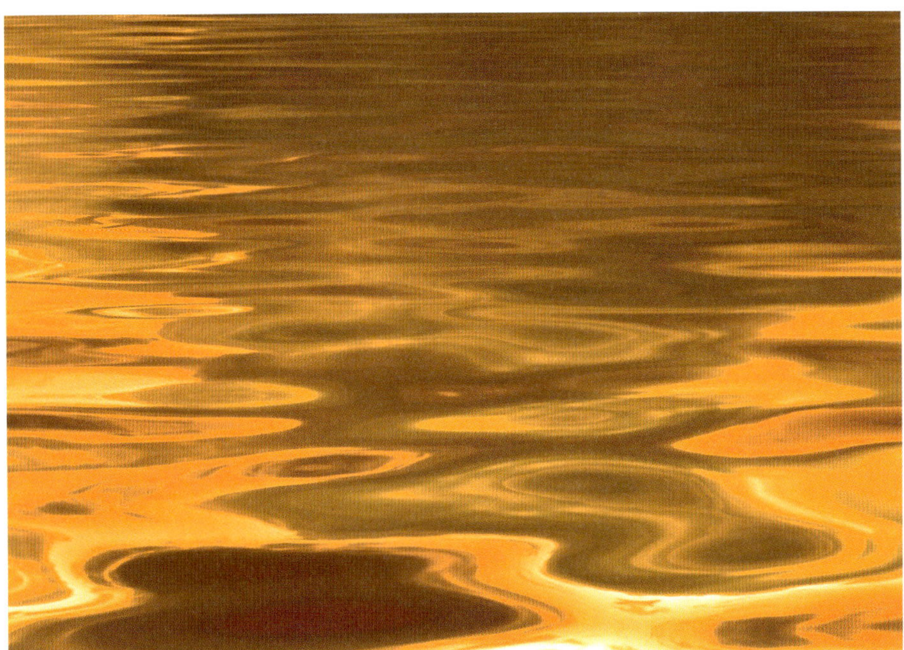

der im Körper vorkommenden Fette und fettähnlichen Substanzen, die kaum wasserlöslich sind. Bei der Lipidperoxidation reißen freie Radikale Elektronen aus der Zellmembran und verursachen eine Kettenreaktion bis hin zur Zellschädigung. In der mit Gold-Nanopartikeln behandelten Gruppe war die Lipidperoxidation deutlich geringer als in der Kontrollgruppe. In der Leber wurden erheblich weniger freie Radikale gefunden, als bei den nicht behandelten, diabetischen Mäusen. »Dieses Ergebnis zeigt eindeutig, dass Gold-Nanopartikel die Bildung freier Radikale bei oxidativem Stress, der durch einen erhöhten Blutzuckerspiegel entsteht, hemmen können«, erklären die Wissenschaftler in ihrem Bericht.[27]

Power für das Immunsystem

Das Immunsystem profitiert zum einen von der weiter oben im Text beschriebenen Unterstützung, die kolloidales Gold auf zellulärer Ebene bietet. Zum anderen haben die Goldpartikel noch eine weitere wichtige Eigenschaft: sie stimu-

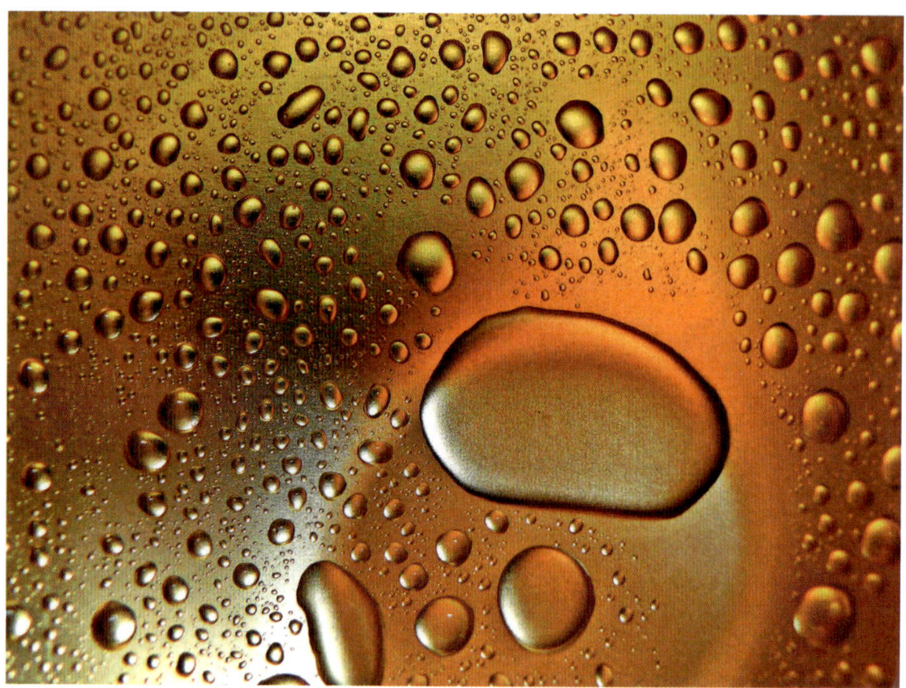

lieren die Makrophagen, die »Fresszellen« der Immunabwehr, die so deutlich gestärkt wird.[28]

Eine Studie an Tieren zeigte zum Beispiel, dass sie gegen einen Magen-Darm-Virus (Gastroenteritis) immun waren, der zusammen mit Goldnanopartikeln gegeben wurde. Die Antikörper, die sich hier bildeten, waren stärker als solche, die durch den Virus allein hervorgerufen wurden. Es zeigte sich unter anderem eine deutliche Zunahme der Makrophagen-Aktivität.[29] Eine im Januar 2013 veröffentlichte chinesische Studie bestätigte ebenfalls die immunsteigernde Wirkung von kolloidalem Gold.[30]

Ausgleich überschießender Immunreaktionen

Gold harmonisiert. Es stimuliert das Immunsystem, wenn mehr Abwehrkraft gebraucht wird, und es dämpft, wenn ein ausgleichender Effekt vonnöten ist. Dies ist bei Autoimmunerkrankungen der Fall, die durch eine überschießende

Reaktion des Immunsystems zustande kommen. Das Immunsystem betrachtet dann körpereigenes Gewebe als Fremdkörper und beginnt, es zu bekämpfen. Die Folge sind heftige Entzündungsreaktionen und Schäden an den betroffenen Organen oder Gelenken. Im Normalfall kann der Organismus zwischen eigenen und fremden Eiweißmolekülen, die zum Beispiel von Bakterien oder Viren stammen können, unterscheiden.

Zu den zahlreichen Autoimmunerkrankungen zählen die rheumatoide Arthritis, Morbus Crohn, eine chronisch-entzündliche Darmerkrankung, Morbus Bechterew, eine verbiegende und versteifende Wirbelentzündung, Multiple Sklerose, Zöliakie, Diabetes Mellitus Typ I, Lupus erythematodes, die Schmetterlingsflechte, und Lichen ruber mucosae, eine juckende Hautkrankheit.

Der immunregulierenden Wirkung von Gold bei rheumatoider Arthritis ist in diesem Buch ein eigenes Kapitel gewidmet. Auch zu Lupus erythematodes gibt es Untersuchungen, die eine Linderung beziehungsweise Heilung mit Gold zeigten. In diesem Fall handelte es sich um das Goldpräparat Auranofin, das wegen Nebenwirkungen inzwischen seltener eingesetzt wird.

Bei 19 der 23 Testpersonen, die auf konventionelle Lupusbehandlungen nicht ansprachen, verbesserte sich der Zustand, und vier davon wurden vollständig geheilt.[31]

Ob Nebenwirkungen entstehen, hangt vor allem von der Art der Goldgabe, also der Zubereitung, der Dosierung und auch von der individuellen Verträglichkeit ab. Bei der Gabe von kolloidalem Gold, die in homöopathischer Verdünnung erfolgt, ist mit Nebenwirkungen nicht zu rechnen. Forschungen ergaben, dass die Goldnanopartikel selbst in hohen Konzentrationen keine giftige Wirkung in den Zellen entfalteten. Die Blutwerte blieben im Normbereich und es gab keine Hinweise auf eine mögliche Schädigung der Organe.[32]

Mit Gold-Nanopartikeln das Immunsystem erforschen

Eine der größten Herausforderung bei der Entwicklung eines Medikaments ist, das Immunsystem auf die richtige Weise anzusprechen. Dazu müssen die

Medikamente so aufgebaut sein, dass die Immunabwehr sie nicht bekämpft. Bei Impfstoffen ist der Vorgang sogar noch komplexer: Diese sollen das Immunsystem zu einer Reaktion herausfordern, damit es Antikörper bildet. Es ist eines der großen Rätsel, wie das Immunsystem die unterschiedlichen Partikel erkennt und wodurch es dazu veranlasst wird, sie zu bekämpfen oder nicht.[33]

Israelische und US-amerikanische Forscher haben nun eine neue Technik entwickelt, mit der chemische Substanzen dem Immunsystem so präsentiert werden können, dass es auf die gewünschte Weise reagiert. Mithilfe dieser Methode könnte es in Zukunft möglich sein, die Eigenschaften von Viren und Bakterien besser zu verstehen und zu begreifen, auf welche Weise sie das Immunsystem ansprechen, sodass hochwirksame Präparate entwickelt und gegeben werden können. Die neue Art, das Immunsystem zu erforschen, nutzt Gold-Nanopartikel, auf die unterschiedliche chemische Substanzen aufgebracht wurden.[34]

Erfolgreich gegen Bakterien und Viren

Bakterien, Viren und Parasiten sind der Hauptanwendungsbereich von kolloidalem Silber. Aber auch kolloidales Gold hat antibakterielle und antivirale Eigenschaften.

Die Salmonellose, eine Infektion mit Salmonellen, ist eine Erkrankung, die häufig Kinder befällt und sie wegen der Ansteckungsgefahr wochenlang in eine Art Quarantäne, meist zu Hause, schickt. Auch Erwachsene und Tiere können sich infizieren. Die Krankheit ist vom Menschen auf Tiere und umgekehrt übertragbar. Die Ansteckung erfolgt häufig über Lebensmittel wie Eier und Geflügel, seltener durch Schweinefleisch, das früher Vorreiter war.

Salmonellen-Erkrankungen können von allein ausheilen, sofern darauf geachtet wird, dass keine weiteren Personen angesteckt werden. Bei Säuglingen, Kleinkindern, älteren Menschen und Personen mit einer geschwächten Immunabwehr können Salmonellen allerdings schwere Erkrankungen auslösen. Ihr Immunsystem ist nicht stark genug, um die Bakterien zu bekämpfen, und oft reicht auch ihre Magensäure nicht aus, um sie abzutöten. Wer Magensäureblocker einnimmt, zählt daher zu den Risikogruppen.

Auch außerhalb des menschlichen oder tierischen Körpers können Salmonellen wochenlang überleben. In Kot kann man sie noch mehr als zwei Jahre lang nachweisen. Die Bakterien befinden sich im rohen Fleisch oder auf rohen Eiern und können nur durch Erhitzen des Nahrungsmittels auf eine Temperatur von 75 °C im Innern (Kerntemperatur) abgetötet werden, und das mindestens zehn Minuten lang, was bei Eiern nur geschieht, wenn sie hart gekocht werden. Auf unter 6 °C gekühlt verlangsamt sich die ansonsten rasche Vermehrung. Durch Einfrieren werden die robusten Bakterien nicht abgetötet. In sauren Medien aber sterben die Salmonellen rasch ab, gebräuchliche Desinfektionsmittel töten sie innerhalb weniger Minuten. [35]

Bei Salmonellenbefall entzündet sich der Magen-Darm-Trakt. Die Infizierten fühlen sich sehr schlecht und leiden unter Brechdurchfall. Der Erreger kann auch Typhus auslösen, eine schwere Krankheit, bei der das Fieber in Schüben ansteigt, mit Bauchschmerzen und Darmverstopfung. Typhus, der nicht behandelt wird, kann zum Tode führen. Salmonellose gehört in Deutschland zu den meldepflichtigen Krankheiten, da hier immer die Gefahr einer Pandemie besteht. Kindergärten, Schulen und Altenheime sind besonders gefährdet.

Gold-Nanopartikel können Salmonellen besiegen. Das ergab bereits eine im Jahr 2011 durchgeführte Studie, bei der sich die Wirksamkeit der in Citrat gelösten Goldionen (AU3+) deutlich unter Lichteinstrahlung erhöhte.[36]

Zwei Jahre später, 2013, belegte ein mexikanisches Forschungsteam nochmals die Wirksamkeit von Gold-Nanopartikeln gegen Salmonella typhi. Hinzu kam der Nachweis bei Escherichia coli, einem säurebildenden Bakterium, das im Darm von Mensch und Tier vorkommt. Die Goldkolloide wurden auf Zeolith verteilt und waren in der Lage, Escherichia coli und Salmonella typhi in kurzer Zeit zu eliminieren.[37] Zeolith ist ein natürliches Mineral vulkanischen Ursprungs. Es ist in Form eines speziellen gitterartigen, kristallinen Gerüsts aufgebaut, das eine sehr starke Adsorptionswirkung für unterschiedlichste Giftstoffe besitzt.

Gold reduziert Entzündungen

Bei schweren Gehirnverletzungen sterben Nervenzellen nicht nur durch die Verletzung selbst ab, sondern auch durch die darauf folgende Entzündung. Goldsalze unterdrücken diese Reaktion, können aber nur begrenzt eingesetzt werden, weil sie schädlich für die Nieren sind. Gold-Nanopartikel haben diese Wirkung nicht. Dänische Forscher untersuchten daher an Mäusen, ob Gold-Nanopartikel die Entzündungsreaktion sicher und nebenwirkungsfrei mindern können. Der Vergleich von Verletzungen von Mäusen, die mit Gold behandelt worden waren und solchen, denen es nicht injiziert wurde, zeigte, dass bei der Goldgruppe weniger Nervenzellen abstarben und die Aktivität der Stammzellen zunahm. Die Wissenschaftler gehen daher davon aus, dass Gold-Nanopartikel entzündungshemmende Eigenschaften besitzen und die Nervenzellen im Gehirn schützen können. Schon zuvor hatten die Wissenschaftler nachgewiesen, dass sich die Gold-Nanopartikel bei Implantaten aus reinem Gold nicht im Körper ausbreiten, sondern von den Zellen in der Umge-

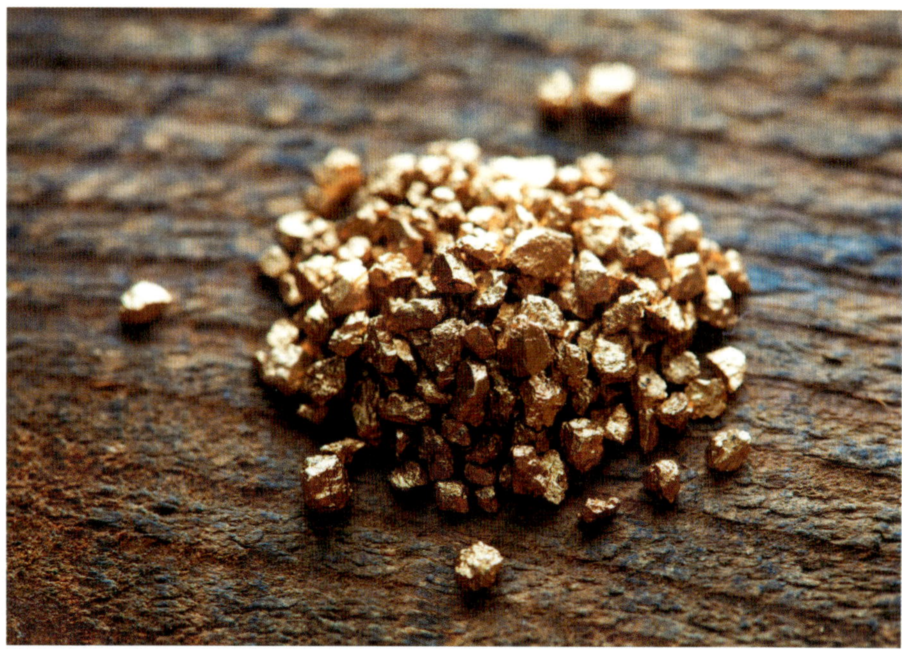

bung des Implantats aufgenommen werden.[38] Die entzündungshemmenden Eigenschaften von Gold finden Sie auch in anderen Kapiteln in diesem Buch, zum Beispiel in dem über rheumatoide Arthritis.

Gold könnte helfen, HIV zu besiegen

Auranofin ist eine organische Goldverbindung, die zur Basistherapie der rheumatoiden Arthritis eingesetzt wird. Die Substanz mit dem Handelsnamen Ridaura lindert Symptome wie schmerzhafte oder geschwollene Gelenke und Morgensteifheit. Der Wirkmechanismus ist nicht genau bekannt, es wird jedoch angenommen, dass Auranofin auf Vorgänge im Immunsystem wirkt und das Auftreten von Arthritis auslösenden Entzündungsmediatoren verringert.

Ein Forscherteam hat nun untersucht, ob Auranofin auch bei AIDS wirken kann. Sie behandelten sechs mit einem HIV-Virus infizierte Affen mit dem Wirkstoff und konnten zeigen, dass das Goldpräparat in der Lage war, den Bestand an HIV-infizierten CD4-Zellen deutlich zu reduzieren, was mit ART, der modernen AIDS-Medikamentenstrategie, nicht gelang. CD4-Zellen, in denen das HIV-Erbgut abgelegt ist, sind ein Haupthindernis bei dem Versuch, das Virus definitiv zu besiegen. Nur bei den Tieren, die neben ART auch Auranofin erhalten hatten, stieg die Virenlast nach Absetzen der Therapie wieder an, und das auch nur verzögert und in geringerer Form.[39] Die Wissenschaftler warnen allerdings noch davor, Ridaura außerhalb von klinischen Tests einzusetzen. »Die Nebenwirkungen dieser HIV-Behandlungsmethode sind noch weitgehend unerforscht«, warnt Dr. Andrea Savarino aus dem Forschungsteam. »Ich empfehle Menschen, die mit HIV/AIDS leben, dringend, das Medikament nicht bei unkontrollierten Anbietern wie *eBay* zu kaufen und sich selbst außerhalb von klinischen Versuchen zu behandeln.« Ein Hauptgrund, weshalb Auranofin trotz seiner Wirksamkeit bei rheumatoider Arthritis nur noch das Mittel zweiter Wahl ist, liegt in den häufig auftretenden Nebenwirkungen. Die Studie wurde 2011 in der Zeitschrift *AIDS* publiziert. 2012 belegte eine weitere Studie, dass Gold-Nanopartikel Viren und insbesondere das HIV-Virus hemmen können. Die Goldkolloide binden sich an das Glykoprotein gp120, das sich auf der Oberfläche des HIV-Virus befindet und verhindern das Anheften an CD4-Zellen.[40]

Ein Segen bei rheumatoider Arthritis

Zu den schmerzhaften, das Leben stark beeinflussenden Erkrankungen zählt das Gelenkrheuma. Die ersten Versuche, rheumatische Beschwerden mit Gold zu behandeln, wurden vor etwa 100 Jahren gemacht, als Rheumatologen entdeckten, dass Gold wegen seiner entzündungshemmenden Eigenschaften Erfolge bei rheumatoider Arthritis zeigte. Das Edelmetall wurde in Form von Injektionen verabreicht. Problematisch waren jedoch gelegentlich auftretende Nebenwirkungen wie Übelkeit, Veränderungen des Blutes und Störungen der Nieren und der Haut.

Eine neuere Untersuchung an der *University of Washington* weist darauf hin, dass etwa 50 Prozent der Betroffenen von Goldinjektionen profitieren könnten. Weitere Studien sollen nun untersuchen, ob und in welcher Form Goldinjektionen Linderung für Patienten mit rheumatoider Arthritis bringen können. Eine dänische Studie befasst sich mit der Frage, ob Goldinjektionen auch bei Osteoarthritis des Knies helfen könnten. Osteoarthritis ist die häufigste Form von Arthritis. Sie verursacht Schmerzen, Schwellungen und schränkt die Beweglichkeit der Gelenke ein. Die Erkrankung kann in jedem Gelenk auftreten, am häufigsten betrifft sie die Knie, Hände, Hüftgelenke oder die Wirbelsäule.

Kolloidales Gold wird nicht gespritzt, sondern eingenommen. Die Mengen Gold, die man zu sich nimmt, liegen im homöopathischen Bereich. Zum Einsatz von kolloidalem Gold bei rheumatoider Arthritis wurde vor allem eine von Dr. Guy Abraham und Dr. Peter Himmel in Kalifornien durchgeführte und 1997 veröffentlichte Studie bekannt. Die Ergebnisse belegten eindeutig, dass kolloidales Gold eine schmerzlindernde und entzündungshemmende Wirkung bei diesem Krankheitsbild hat. Die Beweglichkeit der Gelenke nahm deutlich zu, Schwellungen gingen zurück und Erschöpfungszustände und schnelle Ermüdbarkeit ließen nach. Bereits nach einer Woche Einnahme spürten die Studienteilnehmer, dass sie alle Arten von Tätigkeiten besser ausführen konnten. Abraham und Himmel testeten zehn schwere Fälle von rheumatoider Arthritis. Die Testpersonen bekamen 30 Milligramm kolloidales Gold täglich. Nach 24 Wochen erlebten neun der zehn Studienteilnehmer eine sehr starke Verbesserung ihres Zustandes. Eine toxische Belastung wurde nicht gefunden, kolloidales Gold zeigte sich nebenwirkungsfrei. Gold ist in verschiedenen Kombinationspräparaten gegen Rheuma in geringerer Dosis enthalten. Die Studie wurde jedoch mit einer reinen Goldkolloidlösung durchgeführt.

Auch andere entzündliche und die Bewegung einschränkende Prozesse wie Sehnenscheiden- und Schleimbeutelentzündung reagieren positiv auf Gold.[41]

Hoffnung für Allergiker

Kolloidales Gold beeinflusst nicht nur rheumatoide Arthritis und eine Vielzahl anderer Symptome und Erkrankungen positiv. Dr. Guy Abraham und sein Team konnten in ihren Untersuchungen auch einen Rückgang des Allergien und allergische Reaktionen auslösenden Immunglobulins E (IgE) beobachten. Immunglobuline sind Eiweiße, sogenannte »Antikörper«, die Fremdstoffe im Blut bekämpfen. Sie sind Teil des Immunsystems und können unter bestimmten Umständen unerwünschte Reaktionen hervorrufen. Etwa 90 Prozent aller Allergien sind IgE-Allergien vom Soforttyp. Diese Allergien vom Typ I sind die schnellsten unter den allergischen Reaktionen. Die Symptome treten innerhalb von Sekunden oder Minuten nach dem Kontakt mit dem Allergen auf. Typische allergische Erkrankungen vom Typ I sind: Heuschnupfen, allergisches Asthma, allergische Konjunktivitis (Bindehautentzündung), Nesselsucht, anaphylaktischer Schock, Nahrungsmittelallergie und das Quincke-Ödem, eine Variante der Nesselsucht. Die Reaktion des Immunglobulin E richtet sich dabei zum Beispiel gegen Blütenpollen oder Hausstaub.

Neben dem Immunglobulin E gibt es noch weitere Antikörper, die Immunglobuline A, D, M und G. Diese lösen über eine Kette an Reaktionen Abwehrvorgänge aus, bei denen der Körper unter anderem mit Histamin überschüttet wird, das zu allergischen Reaktionen führt.

Während die Hauptaufgabe des Immunglobulin G (IgG) ist, Bakterien und Viren abzuwehren, ist eine wichtige Aufgabe des IgE, Parasiten und Würmer zu bekämpfen. Alle Immunglobuline können auch allergische Reaktionen unterschiedlicher Art auslösen.

Wie die Untersuchungen von Dr. Abraham und weiteren Wissenschaftlern zeigen, schenkt kolloidales Gold zum Beispiel Hoffnung für alle, die auf Hausstaub oder Blütenpollen allergisch reagieren und unter Heuschnupfen leiden. Auch bei Neurodermitis steigen die IgE-Werte oft stark an und könnten durch kolloidales Gold verringert werden.

In dem Artikel »Kolloidales Gold als innovativer Rohstoff in der pharmazeutischen Industrie« berichten Prof. Dr. Manfred Sietz und sein Team: »Auffällig war eine gleichsinnige proportionale Verminderung des Immunglobulins E (IgE). Berücksichtigt man die belegten immunmodulierenden Eigenschaften von Gold, wären hier mögliche Auswirkungen auf Allergien oder allergische Reaktionen durch die von uns verwendete Formulierung zu diskutieren.«[42]

Gold-Nanopartikel in der modernen Krebstherapie

Im Juli 1935 berichtete der amerikanische Chirurg Edward. H. Ochsner in einem Artikel mit dem Titel »Kolloidales Gold bei nicht operierbarem Krebs«, dass Krebszellen unter der Gabe von kolloidalem Gold aufhörten zu wachsen. Auch die Schmerzen ließen nach und die Lust zu essen wurde angeregt. Dr. Ochsner schrieb: »Wenn der Zustand hoffnungslos ist, hilft kolloidales Gold, das Leben zu verlängern und macht das Leben erträglicher, sowohl für den Patienten als auch für die Menschen um ihn herum, denn es verkürzt die Zeitspanne, in der Auszehrung und Kräfteverfall eintreten sowie eine Unterernährung, die im Allgemeinen mit einer chronischen Krankheit einhergeht. Es lindert Schmerzen und Unwohlsein in hohem Maße. Schmerzmittel (Opiate) werden häufig viel weniger gebraucht.«[43]

Goldkolloide beladen mit Wirkstoffen

Weltweit untersuchen inzwischen Forschungsgruppen, ob Nanopartikel wie kolloidales Gold helfen können, Krebs und andere Erkrankungen zu besiegen. Unter anderem wird dazu geforscht, wie Nanopartikel mit medizinischen Wirkstoffen beladen werden können, sodass sie diese direkt an den Ort der Krebserkrankung bringen können. Die genau ausgerichtete Gabe von chemotherapeutischen Wirkstoffen wird als ein wichtiger Schritt zu einer Krebsbehandlung gesehen, die weniger toxisch auf den Organismus wirkt und weniger Nebenwirkungen, wie eine geschwächte Immunabwehr und Haarausfall, mit sich bringt.

Ein neues Verfahren, das auf bestimmte Eigenschaften von Goldpartikeln setzt, soll es außerdem möglich machen, den Zeitpunkt, an dem die Wirkstoffe freigesetzt werden, von außen zu steuern: wenn Goldnanopartikel mit der Wärme eines Infrarotlichts bestrahlt werden, schmelzen sie und geben die Präparate frei.[44]

Zerstörung von Lymphomen

»Wie kann man Lymphome zerstören, ohne irgendwelche Medikamente zu verwenden?« Diese Frage stellt Marla Paul von der *Northwestern University*, Illinois, USA, in einem am 22. Januar 2013 veröffentlichten Artikel.[45] Man hungert sie aus, bis sie sterben, und zwar mit etwas, das als eine besonders gute Substanz betrachtet wird: HDL Cholesterin. HDL hat eine zentrale Rolle im Cholesterinstoffwechsel und wird unter anderem gebraucht, um ihn im Gleichgewicht zu halten. Forscher der Privatuniversität entdeckten, dass maligne Lymphome (Krebszellenbildung in Lymphknoten, Mandeln, Milz und in den Stammzellen des Knochenmarks) sich am liebsten von natürlichem HDL zu ernähren scheinen. Natürliches HDL führt weder dazu, dass Krebszellen sterben, noch hemmt es ihr Wachstum – es kann aber genutzt werden, um sie auszuhungern.

Getestet wurden HDL-Nanopartikel allein und HDL-Nanopartikel, die Krebsmedikamente transportierten. Erstaunlicherweise konnten die Nanopartikel ohne Therapeutika die B-Zellen-Lymphome ebenso effektiv zerstören.

»Wir dachten, das ist doch verrückt. Warum brauchen wir kein Medikament?«, erinnert sich Leo I. Gordon vom Forschungsteam. Die Erklärung war einfach: Das HDL-Nanopartikel ohne Medikamente, das C. Shad Thaxton ursprünglich als eine mögliche Therapie für Herzerkrankungen entwickelt hatte, verfügt über einen entscheidenden Unterschied: in seinem Zentrum befindet sich ein fünf Nanometer (0,000 000 005 Meter) großes Goldpartikel.

Die Ergebnisse zeigten den Forschern, dass das HDL-Nanopartikel noch ein As im Ärmel hatte. »Zuerst hatte ich mich vollkommen darauf konzentriert, Nanopartikel zu entwickeln, die Cholesterin aus den Zellen entfernen konnten, vor allem solche, die bei Herzerkrankungen eine Rolle spielen«, erklärte Forschungsleiter Thaxton. »Dann entdeckten wir, dass die Partikel Multitalente sind.«[46]

Antikrebsmedikamente mit Gold und Silber

Präparate, die mit Gold- und Silber-Nanopartikeln hergestellt werden, liefern wirksame Antikrebsmedikamente. Australischen und neuseeländischen Forschern gelang es 1998, unter Verwendung von Gold und Silber Medikamente herzustellen, die in der Gebärmutter von Mäusen die Krebszellen wirksam vernichteten, ohne die gesunden Zellen angegriffen zu haben. Die Nebenwirkungen der Chemotherapie resultieren oft daraus, dass das Medikament nicht in der Lage ist, ausschließlich Krebszellen anzugreifen. Präparate, die in der Lage sind, sich nur auf Mitochondrien der erkrankten Zellen zu richten, indem sie diese über ihre Membran erkennen, die stärker geladen ist als normale Zellen, können diesen Auswahlprozess vornehmen.

Mitochondrien killen Krebszellen

Auch spätere Studien belegten, dass kolloidales Gold Tumorzellen zerstören kann.[47] Eine wichtige Erkenntnis war in diesem Zusammenhang, dass die Mitochondrien den Tod entarteter Zellen herbeiführen können (siehe oben). Zellen, das wusste man, begehen Selbstmord, wenn ihnen zu wenig Nahrung wie Aminosäuren, Wachstumsfaktoren oder Hormone zur Verfügung stehen. Ausgelöst wird der Zelltod durch die Mitochondrien, die Kraftwerke der Zelle. Dabei spielt die Durchlässigkeit ihrer Membran eine entscheidende Rolle. Goldpräparate wie Auranofin waren bereits bekannt dafür, dass sie das Wachstum von Tumorzellen hemmen können, indem sie die Membrandurchlässigkeit erhöhen. Hinzu kamen die speziellen Eigenschaften von Auranofin und anderen Goldpräparaten, Krebszellen abtöten zu können.[48] Gold-Nanopartikel gelten inzwischen als eine aussichtsreiche Variante zur Herstellung von Antikrebsmitteln.[49]

Dem Krebs visuell auf der Spur

Bildgebende Verfahren eröffnen eine weitere Möglichkeit, Gold als Therapie für Krebs einzusetzen. Forscher von der *University of Western Australia* und dem *Griffith University's Institute for Glycomics* veröffentlichten 2011 die Ergebnisse ihrer Arbeit in der Fachzeitschrift *Metallomics*. Mithilfe von zwei bildgebenden Verfahren konnten die Wissenschaftler sehen, wo das in potenziellen chemotherapeutischen Behandlungen verwendete Gold schließlich in den Zellen landet und was es dort tut. Sie konnten ihre Untersuchungen auch erstmals auf eine Weise durchführen, die keine destruktive Wirkung auf die Zellen hatte. »Ein Anreiz für diese Forschungsarbeit lag in der Erkenntnis, dass die einzigartigen Eigenschaften von Metallionen für die Entwicklung neuer Medikamente genutzt werden kann«, erklärte Forschungsleiterin Dr. Louise Wedlock. »Bestimmte Goldverbindungen wirken selektiv toxisch auf Krebszellen, aber nicht auf normale Zellen. Die Entwicklung von Chemotherapeutika auf der Basis von Gold erfordert jedoch noch ein tieferes Verständnis der subzellulären biochemischen Wege, die an diesem Effekt beteiligt sind.«[50]

Tumore aufspüren

Gold-Nanopartikel können eingesetzt werden, um Tumore aufzuspüren. Da das Gefäßsystem von Tumoren stärker durchlässig ist als jenes des benachbarten, gesunden Gewebes, konnten die winzigen Teilchen als Kontrastmittel bei Hautkrebs verwendet werden.[51]

Röntgenstrahlen können Gold nicht durchdringen, eine Eigenschaft, die seit einigen Jahren auch für die Bestrahlung von Prostatakrebs genutzt wird. Die Chirurgen setzen drei Goldpartikel in die Prostata ein, die dann auf dem Röntgenbild gut erkennbar sind. Auf diese Weise können die Ärzte die Lage der Prostata millimetergenau feststellen und die Strahlendosis genauer festlegen und ausrichten.

Wirkstoffe in die Krebszellen schleusen

Gold-Nanoshells (Gold-Nanoschalen) liefern eine weitere Perspektive für die Behandlung von Tumoren. Dabei handelt es sich um Gold-Nanopartikel, die in Siliziumdioxid eingepackt sind. Werden Sie injiziert, sammeln sie sich in Tumoren an. Ihre Aufgabe besteht nicht darin, Wirkstoffe in die Krebszellen zu schleusen. Vielmehr sind Gold-Nanoshells in der Lage, Licht, das sie von einem Laser empfangen, in Hitze umzuwandeln, die dann die Krebszellen zerstört.[52] Eine Zusammenfassung der aktuellen Ergebnisse veröffentlichten in den Jahren 2012 und 2013 L. Dykman und Nikolai G. Khlebtsov vom *Institute of Biochemistry and Physiology of Plants and Microorganisms,* Russland.[53]

Arteriosklerose – Gold räumt verstopfte Arterien frei

Nanopartikel, die in den Körper eingebracht wurden, um Tumorzellen zu beseitigen, zeigten, dass sie noch mehr können: Untersuchungen belegten, dass die Goldkolloide in der Lage sind, verstopfte Arterien frei zu räumen. Wie das Internetportal *Medical Tribune* 2010 berichtete, könnte ein neues Verfahren die Behandlung von koronaren Herzkrankheiten revolutionieren. Trifft der Strahl eines Infrarotlasers auf Nanopartikel aus Gold, explodieren diese regelrecht. Auf diese Weise könnte man Arteriosklerose-Plaques einfach wegbrennen.[54]

Lagophtalmus – die Unfähigkeit, die Lider ganz zu schließen

Manche Menschen können die Augenlider nicht vollständig schließen, sodass eines oder beide Augen immer einen Spalt breit offen sind. Wenn Sie blinzeln, wird das Auge leicht benetzt, aber sie brauchen eine feuchte Umgebung, um möglichst beschwerdefrei zu sein. Der auch Hasenauge genannte Zustand kann durch neurologische, muskuläre oder mechanische Störungen entstehen. Die Lidfehlstellung kann angeboren sein oder es handelt sich um eine erworbene Verkürzung des Oberlides, zum Beispiel als Folge eines Unfalls. Beim paralytischen Lagophtalmus ist der Schließmuskel der Lider gelähmt.

Neben lidchirurgischen Maßnahmen wird auch das sogenannte Lidloading durchgeführt. Dabei werden winzige Mengen Goldes in das Oberlid implantiert. Das Gewicht der Implantate hilft, das Auge ganz zu schließen. Wie die Augenklinik der Heinrich-Heine-Universität in Düsseldorf berichtet, werden die Goldimplantate in der Regel gut vertragen. Im Zeitraum zwischen 1993 und 1998 bekamen 28 Patienten ein Goldimplantat ins Oberlid eingesetzt. Fast alle dieser Patienten stuften den postoperativen Zustand subjektiv als besser oder wesentlich besser als vor der Operation ein.[55]

Wie jede Operation ist auch das Lidloading nicht frei von möglichen Komplikationen. In manchen Fällen können nach einiger Zeit Hautverfärbungen auftreten, das Implantat kann nach außen treten und sichtbar werden. Um diesen Symptomen vorzubeugen, wurde eine Technik entwickelt, bei der das Implantat mit einem geeigneten, festen Körpergewebe bedeckt wird, nachdem es eingebracht wurde.[56]

Wirkung auf die Zirbeldrüse: Öffnen des Dritten Auges

Es gibt eine kleine Drüse im Gehirn, in der die Seele ihre Funktion spezieller ausübt als in jedem anderen Teil des Körpers.

René Descartes

Seit Tausenden von Jahren wird die Zirbeldrüse (Epiphyse) als Organ der spirituellen und außersinnlichen Wahrnehmung betrachtet. Dieses »Dritte Auge« gilt als Tor zu höchster Bewusstheit und als Fenster, das den Blick in andere Dimensionen eröffnet. Medizinisch gesehen ist es die Zirbeldrüse, die etwas erhöht zwischen den Augenbrauen im Zwischenhirn liegt. Verschiedene Wissenschaftler gehen davon aus, dass die winzig kleine Drüse einst größer war – und im Laufe der Evolution schrumpfte. Die moderne Lebensweise mit künstlichem Licht und Sonnenlichtmangel, zu wenig Schlaf und Stressbelastungen wirken sich negativ auf sie aus.

Die Zirbeldrüse ist ausgesprochen wichtig für unsere körperliche, seelische und geistige Gesundheit, denn sie steuert unsere innere Uhr und den Schlaf-Wach-Rhythmus und unterstützt so die nächtliche Regeneration. Bei Tag und bei Lampenlicht ist die Zirbeldrüse wenig aktiv. Erst bei Dunkelheit beginnt sie, das am Tag gebildete Serotonin in Melatonin umzuwandeln, was das Einschlafen und einen erholsamen Schlaf fördert. Außerdem hilft es, Zellschäden während der Nacht zu reparieren, und es ist ein außergewöhnlich starker Fänger der zellzerstörenden freien Radikale. Der Alterungsprozess wird mit einer sinkenden Melatoninausschüttung in Verbindung gebracht.

Eine aktive Zirbeldrüse erhöht unsere Intuition und schärft unsere Wahrnehmung. In der Chakrenlehre wird sie dem sechsten Chakra zugeordnet, das mit Weisheit, Bewusstheit und Erkenntnis in Verbindung gebracht wird. Vibriert das sechste Chakra in seiner optimalen Frequenz, sind wir in der Lage, uns intuitiv richtig in der Welt zu bewegen und zu reagieren. Der harmonisierende Einfluss kolloidalen Goldes auf alle Schwingungsmuster im Körper reguliert auch die Zirbeldrüse und entsprechend die Schwingungsfrequenz des sechsten Chakras.

Weitere Formen der Goldmedizin: Goldsalze

Wird Gold in Königswasser gelöst, entsteht Goldsalz, das in der Chemie »Goldchlorid« beziehungsweise »Tetrachlorogoldsäure« genannt wird. Das Salz hat eine orange Farbe und bildet eine gelbe Flüssigkeit, wenn man es in Wasser auflöst. Gibt man zu dieser Lösung ein Reduktionsmittel wie Zinn(II)-chlorid, erhält man rotes, kolloidales Gold. Wenn die Lösung längere Zeit an der Luft steht, entstehen explosive Salze. Eine solche explosive Goldverbindung stellte Johann Rudolph Glauber im 17. Jahrhundert her, das Knallgold, das bereits bei einer leichten Berührung explodieren kann und einen fein verteilten Goldstaub hinterlässt.[57]

Gold-Injektionen

Gold-Injektionen werden meist zur Behandlung rheumatischer Beschwerden gegeben (mehr dazu in anderen Kapiteln des Buches). Rheuma ist ein Sammelbegriff für rund 450 verschiedene Erkrankungen, die eines gemeinsam haben:

Schmerzen in den Gelenken und Bewegungseinschränkungen, die durch unterschiedliche Ursachen ausgelöst werden können. Dazu gehören autoimmunologischen Erkrankungen wie die rheumatoide Arthritis (entzündliches Gelenkrheuma), Morbus Bechterew und die Psoriasis-Arthritis, Stoffwechselstörungen, Infektionen und eine genetische Veranlagung. Die häufigste schmerzhafte Entzündung der Gelenke ist die rheumatoide Arthritis, die auch chronische Polyarthritis genannt wird. Für die Behandlung werden unter anderem Gold-Injektionen mit Goldnatriumthiomalat oder Aurothioglucose eingesetzt. Die Behandlung muss langfristig erfolgen. Die Wirkung tritt in der Regel zügig (nach sechs bis acht Wochen), manchmal aber auch erst nach drei bis vier Monaten ein. Morgensteifigkeit und Müdigkeit bilden sich dann zurück. Falls sich die Symptome in diesem Zeitraum nicht bessern, kann man erst nach sechs Monaten sicher beurteilen, ob die Gold-Injektionen Wirkung zeigen. Nach Angaben von *Medizininfo*® erleben bis zu 40 Prozent der Betroffenen eine Vollremission nach einer Behandlungszeit von jeweils drei Jahren.[58]

Die Injektionen können eine Reihe von Nebenwirkungen hervorrufen. Deshalb ist eine laufende Kontrolle durch einen Arzt nötig. Nebenwirkungen können zum Beispiel sein: Metallgeschmack, Gliederschmerzen am Tag der Injektion, leichter Anstieg der Körpertemperatur, Juckreiz, Hautausschlag, Bläschen oder Entzündungen im Mund und/oder Rachen (mehr im Kapitel »Gibt es Nebenwirkungen bei kolloidalem Gold?«)

Die Herstellung und Aufbewahrung von kolloidalem Gold

Kolloidales Gold kann ohne besonderen Aufwand mit einem Elektrolysegerät und destilliertem Wasser auf elektro-galvanischem Weg hergestellt werden. Bekannt ist der Ionic-Pulser®, von dem es verschiedene Ausführungen gibt. Er kann für die Herstellung sowohl von kolloidalem Silber als auch kolloidalem Gold verwendet werden. Dazu werden Goldelektroden statt Silberelektroden eingesetzt. Der Goldgehalt der Elektroden liegt bei mindestens 99,99 %, das ist medizinisch reines Gold. Man benötigt keine zusätzlichen Messgeräte, um eine bestimmte Konzentration zu erhalten. Der Ionic-Pulser® stellt sich automa-

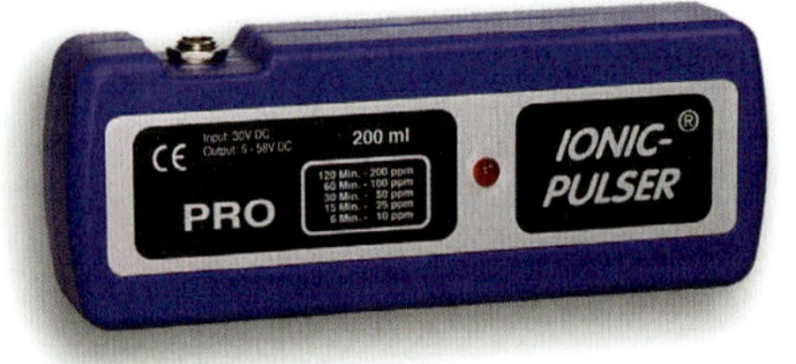

tisch auf unterschiedliche Wassereigenschaften wie die Temperatur ein und gibt dadurch immer gleichmäßige Gold- bzw. Silbermengen ab. So kann die gewünschte Konzentration genau erreicht werden.

Sehr komfortabel, sicher und genau ist der Silber- und Goldgenerator CM1000 mit CMT und TRUE-PPM von der Firma COLLOIDMASTER. Mit dem CM1000 kann auch kolloidales Kupfer hergestellt werden. Das Gerät schaltet automatisch ab wenn die gewünschte, zuvor eingestellte ppm-Menge erreicht ist (CMT-Technik). Eine automatische Elektrodenumschaltung garantiert perfekte Dispersionen bis in den hohen ppm-Bereich (über 100 ppm). Die gewünschte Konzentration von 1 ppm bis 999 ppm kann direkt eingegeben werden. Pro ppm kolloidalen Goldes ist beim CM1000 mit ca. vier Stunden zu rechnen. Dieser Wert gilt für eine Herstellung mit bidestilliertem Wasser mit 0,06 ◂S Leitfähigkeit. Das Gerät CM1000 wird laufend weiterentwickelt und wird in absehbarer Zeit noch weitere interessante Optionen bieten, besonders für die Herstellung von kolloidalem Gold.

Ein gutes Gerät zeichnet sich durch die genaue Bemessung der Stromstärke aus. Fließt zu viel Strom werden die Goldpartikel zu groß, was ihre Wirkung vermindert. Denn durch die Zerkleinerung in winzigste Teilchen während des Herstellungsvorgangs wird die Oberfläche der Kolloide stark vergrößert, wodurch ihre Wirksamkeit zunimmt. Je kleiner die Partikel sind, desto eher können sie in die Zellen und in alle Bereiche des Körpers gelangen und dort ihre Wirkung entfalten.

Die Herstellung ist einfach und für kolloidales Gold und Silber gleich (von Unterschieden bei der Bedienung der Geräte abgesehen). Einen – sehr großen – Unterschied gibt es bei der Herstellungszeit, da Gold sich wesentlich langsamer löst als Silber.

Man erwärmt destilliertes Wasser, füllt dieses in ein Trinkglas und stellt das Gerät darauf. Die beiden Goldelektroden werden dabei möglichst weit ins Wasser getaucht. Etwa

Zur Herstellung brauchen Sie:

- ein Elektrolysegerät wie den Ionic-Pulser® oder den Silbergenerator CM1000
- zwei Goldelektroden
- ein Trinkglas (Größe um die 200 Milliliter)
- Destilliertes Wasser (Aqua Bidest) (Aqua Bidest ist bi-destilliertes Wasser, das für medizinische Zwecke geeignet ist. Sie bekommen es z. B. in der Apotheke.)

1 cm der Stäbe sollte sich oberhalb des Wassers befinden. Einschalten und etwas Geduld mitbringen. Je nach Höhe der Kolloidkonzentration dauert es eine Reihe von Stunden bis Tagen bis sich die entsprechende Menge an Kolloiden in destilliertem Wasser gelöst hat. Bitte stellen Sie das Glas mit dem Ionic-Pulser® oder dem Silbergenerator CM1000 soweit wie möglich vom Netzteil entfernt auf.

Die Bezeichnung »ppm« wird in Wissenschaft und Technik für parts per million, Anteile pro Million, verwendet. 1 ppm steht für die Zahl 10^6, das ist ein Teil pro Million oder 0,0001 %. In einer Million Wasseranteile ist dann 1 Anteil Gold enthalten. Bei einer mittleren Konzentration von 2 bis 3 ppm sind zwei bis drei Goldanteile auf 1 000 000 Wasseranteile vorhanden.

200 ml kolloidales Silber sind bereits nach zehn bis 20 Minuten fertig. Die Herstellungszeit hängt ebenso wie bei kolloidalem Gold vom Gerätetyp ab. Wenn die gewünschte Konzentration erreicht ist, wird der Prozess beim Ionic-Pulser® automatisch gestoppt. Bei manchen Geräten müssen Sie nach der in der Gebrauchsanleitung angegebenen Zeit selbst ausschalten.

Füllen Sie die fertige Goldkolloidlösung in eine braune Glasflasche, die sie vor Licht schützt. Verwenden Sie keine Gefäße aus Stahl, Aluminium oder Plastik. Kolloidales Gold ist etwa drei Monate haltbar. Je frischer die Kolloidlösung ist, die Sie verwenden, desto stärker ist der Ladungszustand. Nach etwa drei Monaten verlieren die Kolloide ihre elektrische Ladung und damit ihre Wirksamkeit. Um den Ladungszustand möglichst lange zu erhalten, sollte die Flasche stets verschlossen, kühl und vor Sonneneinstrahlung geschützt aufbewahrt werden, aber nicht im Kühlschrank. Eine Lagerung in der Nähe eines elektromagnetischen Feldes, wie sie von Kühlschrank, TV und Mikrowelle ausgehen, kann die Ladung neutralisieren.

Kolloidales Gold ist farblos-klar oder in höheren Konzentrationen leicht rötlich. Es ist entweder geschmacklos oder schmeckt leicht metallisch. Ausflockungen weisen auf eine zu lange Lagerung oder die Einwirkung von Licht oder Wärme hin. Wer kolloidales Gold oder Silber nicht selbst herstellen möchte kann beides in der gewünschten Konzentration kaufen. Wählen Sie einen Anbieter Ihres Vertrauens, von dem Sie vielleicht bereits wissen, dass er qualitativ hochwertige Produkte vertreibt.

Die Anwendung von kolloidalem Gold

Kolloidales Gold ist bereits in geringen Konzentrationen hoch wirksam. Die Zubereitungen liegen, wie weiter oben beschrieben, im homöopathischen Bereich. Am häufigsten sind Konzentrationen von 1 ppm (etwa D6) oder 6 bis 10 ppm (etwa D3). 5 ppm sind ein guter mittlerer Wert für die Anwendung. Auch höhere Konzentrationen sind möglich. Im Normalfall empfiehlt sich die Konzentration von 1 ppm.

Die übliche Dosis für einen Erwachsenen sind ein bis zwei Teelöffel beziehungsweise ein Esslöffel kolloidales Gold pro Tag. Sie kann bei Bedarf auf vier Teelöffel erhöht werden, im Einzelfall auch höher. Die optimale Dosis sollte jeder für sich austesten. Beginnen Sie mit einer Menge von ein bis zwei Teelöffeln pro Tag für zwei oder drei Wochen und steigern Sie die Menge, wenn Sie die Wirkung verstärken möchten.

Kolloidales Gold ist ein generell stärkendes Mittel und kann längerfristig eingenommen werden. Über Langzeitwirkungen liegen keine wissenschaftlichen Ergebnisse vor, deshalb ist es sinnvoll, selbst oder zusammen mit einem

Einnahmebeispiele

- Standarddosis 1: morgens ein Teelöffel, abends ein Teelöffel
- Standarddosis 2: morgens zwei Teelöffel beziehungsweise ein Esslöffel
- Erhöhte Dosis 1: morgens zwei Teelöffel beziehungsweise ein Esslöffel; abends ein Teelöffel
- Erhöhte Dosis 2: morgens zwei Teelöffel beziehungsweise ein Esslöffel, abends zwei Teelöffel bzw. ein Esslöffel

Arzt oder Heilpraktiker darauf zu achten, ob und wann Sie eine Einnahmepause machen sollten. Längerfristig ist eine Dosis von zwei Teelöffeln beziehungsweise einem Esslöffel in den meisten Fällen ausreichend. Größere Mengen kommen vor allem bei der Behandlung von Erkrankungen wie rheumatoide Arthritis zum Einsatz und sollten mit ärztlicher Begleitung eingenommen werden, um individuelle Reaktionen professionell zu überwachen.

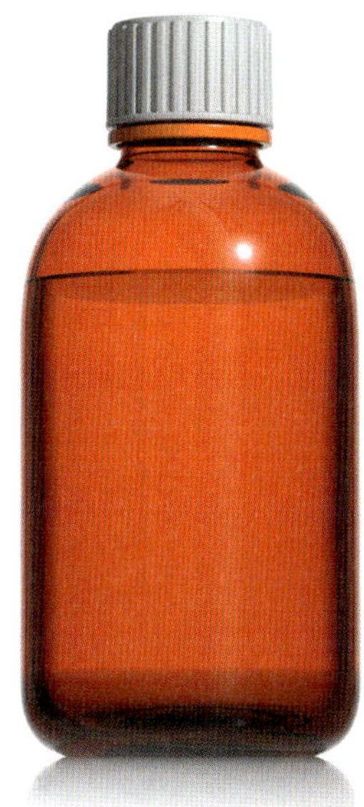

Eine erste Wirkung kann schnell spürbar sein. In der Regel dauert es ein paar Wochen oder Monate, bis sie sich voll entfaltet. Sie erkennen die Wirkung von kolloidalem Gold daran, dass es Ihnen leichter fällt, sich zu konzentrieren. Die geistige Klarheit nimmt zu, ebenso die Leistungsfähigkeit, Vitalität und meist auch die Lebensfreude und Lust, aktiv zu sein. Symptome können nachlassen oder verschwinden. Oft strafft und glättet sich die Haut. Wie die Wirkung im Einzelfall erfahren wird, ist natürlich individuell verschieden und hängt auch mit seiner Veranlagung zusammen.

Die Einnahme sollte am Morgen vor dem Frühstück erfolgen. Das Goldwasser wird ein bis zwei Minuten im Mund behalten, wo es über die Mundschleimhaut aufgenommen wird. Die restlichen Teilchen werden im Dünndarm ebenfalls schnell resorbiert, vor allem wenn Sie noch nichts gegessen haben. Essen Sie erst 15 bis 20 Minuten später etwas, damit das Gold maximal aufgenommen werden kann. Verwenden Sie keinesfalls einen Metalllöffel, da das die Ladung beeinträchtigen kann! Wählen Sie einen Plastik- oder Holzlöffel. Für die Aufbewahrung ist Plastik ungeeignet. Für den kurzen Zeitraum der Einnahme schadet der Plastiklöffel der Ladung nicht.

Die Goldpartikel können sich aufgrund ihrer Winzigkeit im gesamten Körper ausbreiten und gelangen rasch ins Blut, in die Lymphe, in die Zellen und Zellzwischenräume. Dort erhöhen sie die Fähigkeit zur Reizübertragung zwischen den Nervenzellen. An Tagen, an denen Sie besonders leistungsfähig sein wollen, können Sie sich stärken, indem Sie eine zusätzliche Menge ein bis drei Stunden vor einem entsprechenden Ereignis einnehmen. Erinnern Sie sich daran, dass kolloidales Gold die Blut-Hirn-Schranke überwinden und daher direkt auf die Vorgänge im Gehirn wirken kann.

Manche Anwender berichten, dass die Einnahme am Abend eine aktivierende Wirkung auf sie hat und sie deshalb länger wach bleiben als gewünscht. Sollten Sie einen ähnlich aktivierenden Effekt spüren, nehmen Sie kolloidales Gold nur morgens oder bis zum frühen Nachmittag ein, falls eine zweite Dosis gewünscht wird.

Nebenwirkungen bei der Einnahme von kolloidalem Gold sind in der Literatur nicht bekannt. Auch in Studien wurden keine Hinweise darauf gefunden. Die Goldpartikel werden nach einigen Tagen beziehungsweise Wochen wieder ausgeschieden. Nebenwirkungen, die bei anderen Formen von Goldgaben auftreten, wie zum Beispiel bei Gold-Injektionen, werden gemäß Untersuchungen durch die Begleitsubstanzen ausgelöst, nicht durch das Gold selbst.

Die Rechtslage bei kolloidalem Gold

Kolloidales Gold ist bisher in Deutschland nicht als Heilmittel zugelassen. Es darf daher nur für technische Zwecke angeboten werden. Aus rechtlichen Gründen distanzieren sich die Anbieter von anderen Einnahmeformen, für die jeder selbst die Verantwortung übernehmen muss.

Die Anwendung von kolloidalem Gold in der modernen Medizin ist noch ein relativ junger Zweig. Forschungen richteten sich meist auf kolloidales Silber, das in Deutschland inzwischen ein zulassungspflichtiges Heilmittel ist, also ein Medikament im Sinne des Arzneimittelgesetzes. Daher darf es nur von zugelassenen Pharmaunternehmen, Apotheken und medizinischen Labors hergestellt werden. Der private Anwender darf jedoch kolloidales Gold und Silber selbst herstellen oder bei einem Vertrieb seines Vertrauens erwerben und für seinen Gebrauch nutzen. Vor allem bei gravierenden Erkrankungen sollte eine Einnahme nur in Absprache mit einem Arzt oder Heilpraktiker erfolgen.

Ist kolloidales Gold schädlich?

Gold ist ein Schwermetall und daher schädlich. Auf diesen Nenner wird die medizinische Anwendung von Gold häufig gebracht. Wenn man sich aber näher mit den Möglichkeiten beschäftigt, Gold als Medizin zu nutzen, entsteht jedoch ein anderes, differenziertes Bild.

Eine im *Journal of Nanotechnology* 2010 veröffentlichte Studie (sie wurde bereits im Kapitel über Gold und Diabetes erwähnt) widmete sich ausführlich dieser Frage. Die Wissenschaftler injizierten Mäusen 2,5 Milligramm Gold-Nanopartikel pro Kilogramm Körpergewicht je Tag. Es wurde täglich kontrolliert, ob sich irgendwelche körperlichen Veränderungen oder Verhaltensänderungen einstellten. Die Testreihe verlief bei allen Mäusen ohne ungewöhnliche Veränderungen. Sie zeigten weder Vergiftungssymptome wie Müdigkeit, Appetitverlust, eine Farbveränderung des Fells, Gewichtsverlust oder Ähnliches. Bluttests ergaben ebenfalls keine relevanten Abweichungen gegenüber der Kontrollgruppe. Gewebe- und Zelluntersuchungen, die als sehr zuverlässig gelten, wenn es um durch Vergiftungen ausgelöste Veränderungen geht, ergaben unter dem Lichtmikroskop keine negativen Auswirkungen auf Leber, Nieren, Milz und Lunge.[59] Auch bei einer Tagesdosis von 2,5 mg Gold-Nanopartikel pro Kilogramm Körpergewicht über 15 Tage wurden keine negativen Veränderungen gefunden.[60]

Als Ergebnis ihrer Untersuchungen schrieben die Wissenschaftler: »Die Menge an Gold im Blut stieg mit der verabreichten Dosis nicht an, während in allen Organen, die untersucht wurden, ein proportionaler Anstieg von Gold-Nanopartikeln (GNP) gefunden wurde, der eine effektive Aufnahme anzeigt. Obwohl das Gehirn das Organ war, das die geringste Menge an injizierten GNP enthielt, legen unsere Daten nahe, dass GNP in der Lage sind, die Blut-Hirn-Schranke zu überwinden und sich im Nervengewebe anzulagern. Wichtig ist, dass in keiner der unterschiedlichen Studien ein Nachweis von Schädlichkeit gefunden wurde, weder was das Überleben selbst angeht, noch bei Verhalten, Gewicht der Tiere, der Morphologie der Organe, Blut und Geweben. Die Ergebnisse lassen annehmen, dass die Anreicherung von GNP in Geweben von der Dosis abhängt und dass diese keine physiologischen Schäden hervorruft.« Das Fazit der Studie: »Gold-Nanopartikel (GNPs) bieten große Chancen in der Biomedizin.« Weitere Studien, die zum Teil in diesem Buch zitiert werden, belegen, dass kolloidales Gold nicht schädlich auf den Organismus wirkt.[61]

Noch eine einfache Überlegung: Wenn Gold in jeder Form schädlich für den menschlichen Körper wäre, hätte die Goldmedizin wohl kaum eine so lange

Tradition und Gold wäre nicht von den großen Ärzten und Heilern des Altertums, der Antike und des Mittelalters so hochgelobt worden.

Gibt es Nebenwirkungen bei kolloidalem Gold?

Der französische Internist Jacques Forestier leistete in den 1930er-Jahren Pionierarbeit in der Behandlung der rheumatoiden Arthritis. Er injizierte seinen Patienten Goldsalze, die sich als die erste wirksame Therapie erwiesen.[62] Forestier war dabei von der damals geltenden Annahme ausgegangen, rheumatoide Arthritis sei eine Form von Tuberkulose, gegen die bis Ende des 19. Jahrhunderts Gold gegeben wurde. Spätere Studien bestätigten die Wirksamkeit von Gold bei rheumatoider Arthritis.[63] Gold wurde damals auch bei anderen Formen der Arthritis eingesetzt.[64]

In den 1990er-Jahren wurden Goldsalze immer seltener eingesetzt, zum einen, weil das Medikament Methotrexat an Beliebtheit gewann, da man es einfach einnehmen konnte und es langfristig gut vertragen wurde. Zum anderen traten bei den Injektionen von Goldsalzen, zu denen das bereits erwähnte Auranofin gehört, relativ häufig Nebenwirkungen auf wie Hautverfärbungen, Herzrasen oder zu langsamer Herzschlag, Juckreiz, Dermatitis, Entzündung der Mundschleimhaut, eine geschwollene Zunge, Durchfall, Sehschwierigkeiten, Kurzatmigkeit, Übelkeit und eine etwas erhöhte Ausscheidung von Eiweiß im Urin.

1997 gingen Guy Abraham und Peter Himmel diesen Nebenwirkungen auf den Grund. Nach ihren Erfahrungen mit kolloidalem Gold gingen sie davon aus, dass der wirksame Anteil in den Goldsalzen das kolloidale Gold war, und dass die Nebenwirkungen auf die Zusammensetzung zurückzuführen seien. Sollte diese Annahme richtig sein, erklärten die Wissenschaftler, müsste kolloidales Gold für sich genommen wirken, ohne Nebenwirkungen zu erzeugen. Ihre Vorgehensweise wurde bereits im Kapitel »Ein Segen bei rheumatoider Arthritis« beschrieben. Die Gold-Nanopartikel ließen Schwellungen ungewöhnlich rasch und ausgeprägt verschwinden und die Beweglichkeit nahm ebenso zu. Innerhalb einer Woche hatten sich deutliche Verbesserungen eingestellt, nach 24 Wochen waren die Symptome zahlenmäßig auf ein Zehntel des Wertes vor der Behandlung gesunken. Nebenwirkungen wurden nicht festgestellt. Die Studie wurde ein Jahr lang mit positiven Ergebnissen fortgeführt.[65]

Kolloidales Gold und der »Tomato Effect«

Sicher kennen Sie den »Placebo Effekt«. Er tritt ein, wenn ein Mittel wirkt, weil der Patient von der Wirksamkeit überzeugt ist, obwohl es keine Wirkstoffe enthält. Aber kennen Sie auch den »Tomato Effect«? Vor rund 30 Jahren schrieben die Ärzte Jean M. Goodwin und James S. Goodwin darüber, dass hochwirksame Mittel und Behandlungen von den Medizinern abgelehnt werden, weil ihre Annahmen darüber, wie diese Mittel und Behandlungen wirken, nicht den herrschenden Konzepten über die Entstehung einer Krankheit und den daraus abgeleiteten Vorstellungen, wie die Behandlung auszusehen habe, entspricht.[66] Sie nannten diesen Effekt den »Tomato Effect«, weil die Geschichte der Tomate als Nahrungsmittel genau dieses Muster zeigt: Die Tomate wurde ursprünglich in Peru gefunden und nach Europa gebracht, wo sie schnell zu einem Grundnahrungsmittel wurde. Mitte des 15. Jahrhunderts wurde sie überall in Europa angebaut. In Nordamerika dagegen wurde die Tomate gemieden, denn jeder wusste doch, dass die Tomate giftig sei. Dass die Menschen in Europa sie mit Genuss aßen, spielte dabei keine Rolle. Das ging solange bis, wie es heißt, ein Mann namens Robert G. Johnson aus Salem, New Jersey, Schlagzeilen machte, weil er im Jahr 1820 auf den Stufen des Gerichtsgebäudes in Salem saß und für alle sichtbar eine Tomate aß. Er überlebte, und das brachte den Stein ins Rollen. Von da an aßen immer mehr Nordamerikaner Tomaten, und heute ist sie eine der meist verkauften Früchte in den USA. Bis die Tomate diese Beliebtheit erlangte und man von ihrer Ungiftigkeit überzeugt war, dauerte es allerdings.

Denken Sie nur an das Thema Ernährung auf pflanzlicher Basis. Wir wissen heute, dass sie wirkt, zum Beispiel bei Krebs, wie der Arzt Max Gerson (1881–1959) mit seiner Gerson-Therapie gezeigt hat – und doch ziehen solche Erkenntnisse erst heute in stärkerem Maße in die medizinische Fachwelt ein. Erst in jüngster Zeit setzt sich die Erkenntnis durch, dass Milch die Knochen keineswegs stark macht, sondern im Gegenteil im Zusammenhang mit Osteoporose stehen kann, und dass Milchprodukte auch ansonsten nicht so gesund sind wie allgemein angenommen – schon gar nicht die Industriemilch, die im Normalfall angeboten wird. Sicher ist: die Welt ist voller »Tomato-Effekte«, nicht nur in der Medizin.

Was hat der »Tomato Effect« mit Gold zu tun? Gold wird zwar in vielen aussichtsreichen und zum Teil spektakulären Varianten getestet, der einfachsten und preiswertesten Form, es zu nutzen – als kolloidales Goldwasser –, wird in der Wissenschaft jedoch kaum Aufmerksamkeit geschenkt. Ob der Grund darin liegt, dass die Methode zu einfach ist und sich in der Medizinwelt nicht besonders viel damit verdienen lässt, oder ob der »Wald vor lauter Bäumen nicht gesehen wird« sei dahingestellt. Das moderne medizinische Weltbild geht vom Komplexen aus, von der Vorstellung, dass hochwirksame Medikamente nur entstehen können, wenn neueste Technologien und Errungenschaften dafür eingesetzt werden.

Wir alle sind geprägt von den Weltbildern, die zu unserer Zeit gelten. Wir verbinden sie mit den Vorstellungen vom Leben, die wir im Laufe der Zeit selbst entwickelt haben, und beides lässt sich oft kaum trennen. Was jeder von uns glaubt und für möglich hält, ist immer auch ein Produkt des Zeitgeistes, der Umgebung, in der wir aufgewachsen sind und leben, der sozialen Schicht, der wir angehören, und der Erfahrungen, die wir gesammelt haben. Ebenso verhält es sich mit dem jeweils aktuell geltenden, wissenschaftlichen Weltbild. Um es auf einen einfachen Punkt zu bringen: Es ist wie mit der Butter, mal ist sie gesund, dann wieder nicht, dann doch. Die Vorstellungsgrenzen, in denen jeder Mensch lebt, erzeugen seinen persönlichen »Tomato Effect«, der dazu führt, dass nicht sein kann, was man nicht glaubt oder glauben will.

Tatsache ist, dass Gold und Silber ebenso wie viele Pflanzen, Früchte und Kräuter (»Superfoods«) seit Jahrhunderten und Jahrtausenden wirkungsvoll verwendet wurden, um Menschen zu helfen. Damals wie heute ist nicht jedem zu helfen und die Gründe dafür können wohl kaum mit dem rationalen, wissenschaftlichen Verstand befriedigend erfasst werden. Das Problem liegt weniger darin, dass wir als Menschen immer in einem Vorstellungsrahmen leben, der unsere Welt und unsere Möglichkeiten beschränkt. Ein Problem entsteht erst, wenn diese Vorstellungen zum Maßstab der Dinge erhoben werden. Altes

Wissen wird so auch heute noch abgetan, obwohl die Medizin trotz allen technischen Fortschritts gerade derzeit an deutliche Grenzen stößt. Alte Heilmittel kehren – wohl eher notgedrungen – langsam aus der alternativen Heilkunde in die Schulmedizin zurück, nachdem unübersehbar wurde, welche Schäden hochgelobte Mittel wie Antibiotika oder auch nur Ascorbinsäure, das künstliche Vitamin C, anrichten können. Gold, Weihrauch, Myrrhe und Co. kehren zurück, aber bisher meist auf eine Weise, die dem modernen wissenschaftlichen Weltbild entspricht. Gemäß diesem wird das Heilmittel erst effektiv, wenn es mit hochtechnisierten Verfahren verbunden wird, wie sich das zum Beispiel bei Gold in der Krebstherapie zeigt, oder wenn es in Medikamente eingebunden wird, die man nur industriell und mit entsprechender teurer Zulassung herstellen kann. Denn die alten Heilmittel sind oft unkompliziert und preiswert zu bekommen. Vielleicht muss man sie aber auch über einen längeren Zeitraum nehmen – im Gegensatz zu oft schnell wirkenden chemischen Substanzen.

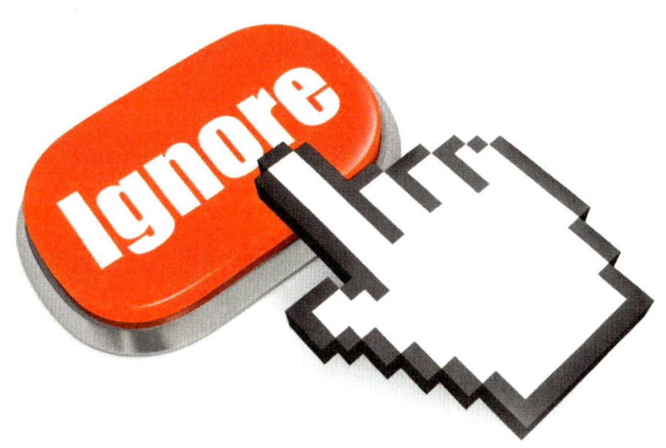

Gesund sein und gesund werden bedeutet auch, auf seinen Körper zu hören – und auf sein Inneres. Ich möchte keineswegs die Verdienste der Schulmedizin und der Ärzte, die nach ihr behandeln, in Abrede stellen. Verschiedene neue Verfahren sind ausgesprochen beeindruckend und eröffnen wertvolle Perspektiven, um Heilung zu fördern. Wie viele andere Menschen auch habe ich zahlreiche gute Erfahrungen mit Ärzten gemacht. Ich kenne aber auch die Arroganz und Ignoranz, mit der entschieden wird, was wirken kann und was nicht, und die Ablehnung, einmal etwas zu versuchen, was vielleicht wenig Aussicht auf Erfolg hat, aber eben ein Versuch ist. Stattdessen heißt es dann: »Da kann man nichts machen.« Vielleicht wäre es besser, wenn die Mediziner in solchen Fällen sagen würden: »Ich kann da nichts tun.«

Nicht alles lässt sich erklären, aber vieles ist einen Versuch wert. Kolloidales Gold ist einen Versuch wert, das hat sich gezeigt. Denn schließlich gilt: »Wer heilt, hat Recht.«

Gold in der Homöopathie

Homöopathische Substanzen können sogenannte Konstitutionsmittel sein, das sind Mittel, die die Grundpersönlichkeit eines Menschen abbilden und daher immer für ihn gelten, oder sie können situationsbezogen bei bestimmten Anlässen gegeben werden. Das homöopathische Mittel *Aurum metallicum* ist eines der wichtigsten Mittel bei Depressionen. Aurum-Persönlichkeiten sind außerordentlich pflichtbewusst, ehrgeizig und perfektionistisch. Sie stecken sich hohe Ziele und setzen alles dafür ein. Es ist ihnen wichtig, ein Vorbild zu sein. Wenn es um ihre Maßstäbe, Wertvorstellungen und ihre Vorbildfunktion geht, sind sie kompromisslos. Ihre Arbeit bildet häufig den Mittelpunkt ihres Lebens. Sie wollen die Leistungsanforderungen in ihrem Beruf um jeden Preis erfüllen,

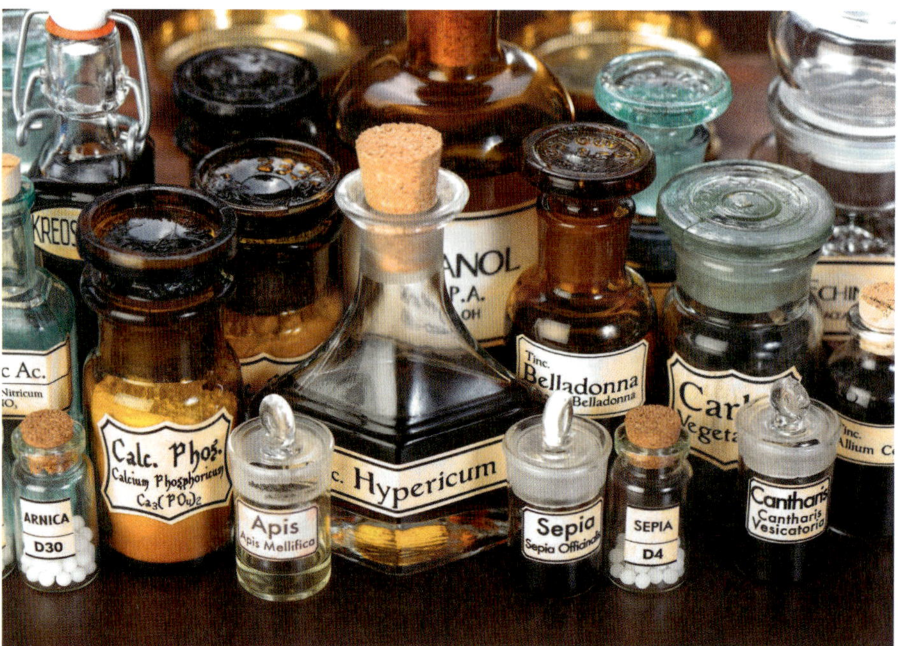

sind verletzlich und haben große Angst davor, es nicht zu können. Wenn sie glauben, zu wenig Leistung erbracht oder Fehler begangen zu haben, fallen sie in eine tiefe Verzweiflung, die bis zu Selbstmordtendenzen reichen kann. Ihr Zustand geht mit unterschiedlichen Symptomen einher, von Blutdruckproblemen über diffuse Schmerzen und Kopfschmerzen, Neuralgien, Herzbeschwerden und Problemen mit Leber und Galle bis hin zu Blutarmut, Problemen mit den Augen, Albträumen, Lähmungserscheinungen, Atemnot oder Erkrankungen des Blutgefäßsystems. *Aurum Metallicum* kann auch bei mangelndem Selbstwert- oder Unterlegenheitsgefühl sowie bei einer Überempfindlichkeit in der Sexualität hilfreich sein.

Neben *Aurum metallicum* kennt die homöopathische Arzneimittellehre noch weitere Goldmittel: *Aurum colloidale* wird bei Schleimhauteiterungen, Knochen- und Knochenhautentzündungen, Bluthochdruck und Angina pectoris eingesetzt; *Aurum arsenicosum* ist ein Mittel gegen Angina pectoris; *Aurum bromatum* hilft bei Kopfschmerzen, Bluthochdruck und Angina pectoris; *Aurum chloratum* wird ebenfalls bei Angina pectoris eingesetzt sowie bei bestimmten Gebärmuttererkrankungen; Natriumtetrachloroauratum ist bei bestimmten Entzündungen und chronischen Lebererkrankungen wirksam.

Alle beschriebenen homöopathischen Mittel wirken einer Schwächung der Vitalität und Herzensenergie entgegen, die als Folge von überhöhten, lebensfeindlichen Anforderungen an sich selbst auftritt.

Schüßler-Salz Nr. 25: Aurum Chloratum Natronatum D12

In der alternativen Heilkunde haben die Schüßler-Salze ihren festen Platz. Behandelt wird mit Mineralsalzen, die in homöopathischer Dosierung als Heilmittel aufbereitet werden. Die Therapie geht auf den homöopathischen Arzt Dr. med. Wilhelm Heinrich Schüßler (1821–1898) zurück. Er war davon überzeugt, dass Krankheiten durch Störungen und Mangelerscheinungen im Mineralhaushalt der Zellen entstehen, und dass sie durch homöopathische Gaben geheilt werden können. Bei den Schüßler-Salzen geht es also nicht um einen mengenmäßigen Ausgleich, wie das bei der Einnahme von Nahrungsergänzungsmitteln der Fall ist. Vielmehr sollen die Zellen in die Lage versetzt werden, die im Blut vorhandenen Mineralstoffe richtig verwerten zu können.

Durch die Potenzierung können die Mineralstoffe in den Tabletten bereits über die Mundschleimhaut aufgenommen und ins Blut transportiert werden. Sie sind regulierende Informationsträger, die den Körper dazu anregen, die fehlenden Mineralsalze besser aufzunehmen. Die üblichen Potenzierungen sind D6 und D12.

In der »Biochemie nach Dr. Schüßler« gibt es zwölf Hauptmittel, sogenannte Funktionsmittel, und 15 Ergänzungsmittel. *Aurum Chloratum Natronatum* ist das Ergänzungsmittel Nr. 25. Das Goldsalz hilft, Rhythmusstörungen im Körper auszugleichen, vor allem Schlafstörungen. Grund dafür ist seine Wirkung auf die Zirbeldrüse, in der das »Schlafhormon« Melatonin gebildet wird, das den Wach- und Schlafrhythmus steuert. Auch bei Menstruationsbeschwerden, Erkrankungen der Eierstöcke und der Gebärmutter sowie PMS (Prämenstruelles Syndrom) kann Aurum Chloratum Natronatum eingesetzt werden.

Die Gold-Readings des »schlafenden Propheten« Edgar Cayce

Der Seher und Heiler Edgar Cayce (1877–1945) wurde als der »schlafende Prophet« bekannt. Cayce, dessen Name Key-si ausgesprochen wird, hielt mehr als 40 Jahre lang sogenannte *Readings* ab, hellsichtige Sitzungen. Dazu legte er sich auf ein Sofa und begab sich in eine tiefe Trance. Dann beschrieb er Krankheiten und ihre Ursachen und erklärte Heilungsmöglichkeiten. Die Menschen, die ihn aufsuchten, gaben ihm lediglich ihren Namen, den Ort und ihr Geburtsdatum oder die Daten eines Kranken, für den das *Reading* bestimmt war. Tausende suchten seinen Rat und kamen, um etwas über ihre früheren Leben und ihr Karma zu erfahren, und um künftige Prophezeiungen zu hören. Wenn der Kranke während des *Readings* starb, soll Cayce im Augenblick seines Todes gesagt haben: »Ich sehe ihn nicht mehr, er ist weg.«[67]

Edgar Cayces Biografie ist so ungewöhnlich wie sein Talent, das er schon früh unter Beweis stellte: Er konnte für den Unterricht lernen, indem er auf seinen Büchern in einen hypnotischen Schlaf fiel. Als Cayce 21 war, erkrankte er schwer.

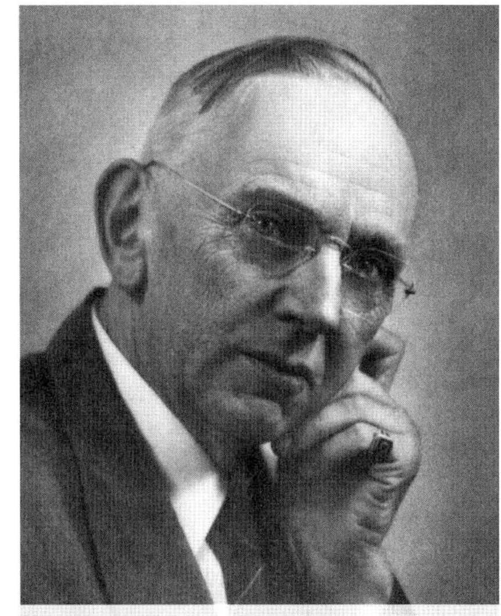
Edgar Cayce

In seiner Kehle entwickelte sich eine immer stärker werdende Lähmung, es drohte ihm der Verlust seiner Stimme. Die Ärzte konnten die Ursache der Erkrankung nicht finden, doch Cayce begab sich in die tiefe Trance, in der er auch gelernt hatte, und fand ein Heilmittel für sich selbst. Die Lähmung verschwand und seine Stimme kehrte zurück. Nach diesem Erlebnis wurde ihm klar, dass er dies auch für andere tun könnte. Er begann *Readings* zu geben, musste jedoch feststellen, dass ihn viele vor allem wegen finanzieller Belange konsultierten. Sie fragten nach Ergebnissen von Pferderennen oder wollten Tipps für Börsenspekulationen. Diese Erfahrungen bewogen ihn, keine weiteren Sitzungen zu geben, denn er wollte Menschen helfen, die wirklich Hilfe brauchten. Doch dann brachte ihn ein weiteres Erlebnis zu seiner ursprünglichen Motivation zurück. Bei einem Unfall wurden die Augen seines ältesten Sohnes verätzt. Sein Augenlicht konnte nur mit einem *Reading* gerettet werden. Von da an hielt Edgar Cayce regelmäßig Sitzungen ab, in denen er auch manchmal Träume deutete oder Prophezeiungen zu weltumspannenden Ereignissen machte. Sein Ruf als Heiler verbreitete sich schnell. In seinem Buch *Vision und Wahrheit – das große Buch der Prophezeiungen* schreibt Felix R. Paturi über Cayce als Heiler:

»In seinen medizinischen ›Readings‹, wie er die Trance-Berichte nannte, irrte er – soweit sich das überprüfen lässt – nie. Nicht selten korrigierte er die Diagnosen angesehener Ärzte, und seine Kritik erwies sich stets als berechtigt. Cayces Therapien, neben schulmedizinischen Rezepturen meist osteopathische Manipulationen an der Wirbelsäule und Zugriffe auf das vegetative Nervensystem, führten meist überraschend schnell zur Heilung, oft auch in klinisch als aussichtslos geltenden Fällen. Suggestionen oder Anregung zur Autosuggestion waren dabei allenfalls von untergeordneter Bedeutung, denn noch heute wenden zahlreiche Ärzte und Heilpraktiker in den USA Cayce-Rezepturen mit großem Erfolg an. Nicht selten können sie sich dabei die Wirkungsmechanismen der Rezepturen nicht einmal erklären.«[68]

Edgar Cayces Wet Cell Battery

Trancesitzungen, Readings und Prophezeiungen mögen vor allem wissenschaftlich ausgerichteten Geistern wenig attraktiv erscheinen oder sogar lächerlich vorkommen. Doch Edgar Cayce zählt zu den Phänomenen, die sich nicht einfach vom Tisch wischen lassen. Seine Arbeit wird durch einen Grundsatz des Quantenphysikers Hans-Peter Dürr zusammengefasst: »Wir erleben mehr als wir begreifen.«

Gold ist eine häufige Heilmittelempfehlung in Edgar Cayces *Readings,* vor allem bei Störungen des Nervensystems wie rheumatoide Arthritis, Multiple Sklerose (MS) und Alzheimer, und bei Drüsenerkrankungen wie Schilddrüsenunter- oder -überfunktion sowie Erkrankungen der Bauchspeicheldrüse und der Nebennieren. Bemerkenswert sind Cayces Aussagen zu Multipler Sklerose. Er sah die Hauptursache in einem Mangel an Gold im Organismus, wodurch ein Ungleichgewicht entsteht, das die Drüsen daran hindert, die Stoffe herzustellen, die das Nervensystem braucht, um funktionstüchtig zu sein. Schlacken und Gifte werden als weitere Ursache genannt sowie Leberstörungen, durch die Schadstoffe nicht ausreichend ausgeleitet werden. Genetische Veranlagung und Ernährungsgewohnheiten sieht der schlafende Prophet nur als einen Teil der möglichen Ursachen. Cayces Ansichten zu MS sind ungewöhnlich und die Sammlung von 69 *Readings* für MS-Patienten bietet Überlegungen zu der Erkrankung, die anderswo nicht zu finden sind.

Seine wohl spektakulärste Gold-Heilmethode für MS war die Verabreichung von Gold mittels Strom. Gold wurde mithilfe einer Batterie angewendet, die Wet Cell Battery (Nasszellen-Batterie) genannt wurde. Die Batterie lieferte einen sehr niedrigen Gleichstrom mit einer Stärke von nur einem Fünfzigstel einer 1,5 Volt Taschenlampenbatterie. Cayce erklärte, diese äußerst schwache Spannung habe genau die Stromstärke und Frequenz, welche die Fähigkeit des Körpers aktiviert, sich selbst zu heilen. Die Wet Cell Battery bestand in negativ und positiv geladenen Kupfer- und Nickelstäben, die sich in einer Elektrolytlösung wie Kupfersulfat und destilliertem Wasser befanden. Bei Multipler Sklerose lautete die Empfehlung Edgar Cayces, Goldchlorid zu verwenden. Einer der Drähte wurde in der Nähe des Nabels befestigt und der andere an verschiedenen Stellen im Bereich der Wirbelsäule. So wurden die Goldschwingungen durch den Körper geleitet, etwa 30 Minuten täglich. Danach wurde mit speziellen Ölen massiert. Auf diese Weise sollten sich mit der Zeit die Nerven regenerieren. In manchen Fällen stellte sich eine Verbesserung bereits nach einem oder zwei Monaten ein, häufig dauerte es bis zu einem Jahr. Wurde die Behandlung unterbrochen, nachdem sich eine Besserung eingestellt hatte, wurden die Symptome wieder schlechter. Cayce selbst erklärte, es brauche eine geduldige und langfristige Anwendung, um eine Regeneration der Nerven zu bewirken.[69]

Edgar Cayces Goldwasser

Das Schwingungsgold der Wet Cell Battery war Edgar Cayces häufigste Empfehlung in Bezug auf Gold. Seltener legte er nahe, Gold einzunehmen. Es sind dennoch immerhin mehr als 140 *Readings,* in denen er kleine Mengen von Goldchlorid als das Mittel der Wahl nannte. Das Goldchlorid wurde für die gleichen Erkrankungen eingesetzt wie Schwingungsgold. Die *Readings* lassen vermuten, dass Cayce die Einnahme von Gold als das stärkere Mittel betrachtete. Warum er es seltener verordnete, ist nicht klar. Ein Rezept für die Einnahme von Gold lautete, Goldchlorid mit einem Körnchen Gold pro Unze (28,34 Gramm) zuzubereiten, und eine zweite Tinktur mit zwei Körnchen pro Unze Natriumbikarbonat (Backpulver) oder Natriumbromid. Dann sollte man ein- oder zweimal täglich einen Tropfen der Goldlösung mit zwei Tropfen der Sodalösung in einem Glas Wasser mischen und sofort trinken. Dieses Basisrezept wurde in einer Reihe von Formen variiert.

Goldmedizin im Ayurveda

Der indische Ayurveda ist eines der komplexesten medizinischen Heilsysteme, die es gibt. Sein Ursprung reicht 5000 Jahre zurück, weshalb diese Heilwissenschaft als die älteste der Welt gilt. Das Wort kommt aus dem Sanskrit und bedeutet »die Wissenschaft vom Leben« oder auch »das Wissen vom langen Leben«. Das ganzheitliche Konzept geht von der untrennbaren Einheit von Körper, Geist und Seele aus. Obwohl der Ayurveda ähnlich wie andere alternativmedizinische

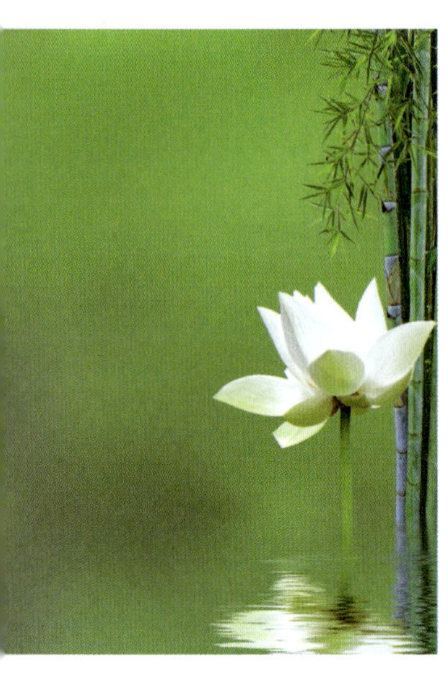

Systeme von der Schulmedizin auch heute oft noch belächelt wird, hat die Heilmethode Vorbeugungs- und Behandlungserfolge aufzuweisen, die wissenschaftlichen Kriterien durchaus standhalten und oft überraschend sind.

Ähnlich wie in der Traditionellen Chinesischen Medizin (TCM) bedeutet Gesundheit, ein Leben im Einklang mit der Natur und ihren Rhythmen zu führen. Aus ayurvedischer Sicht braucht Heilung sowohl eine typgerechte Ernährung und Lebensgestaltung, wie auch ayurvedische Medizin und Reinigungs- und Verjüngungskuren. Vor allem die Reinigung des menschlichen Körpers von Schlacken und Giften hat einen hohen Stellenwert.

Im Zentrum der Lehre stehen die drei *Doshas*. Diese drei Lebensenergien charakterisieren alle Vorgänge im Menschen. Sie heißen *Vata, Pitta* und *Kapha*. Jeder Mensch kann einen bestimmten Konstitutionstyp haben oder eine Mischung aus zwei oder sogar aus allen drei Typen sein. Typgerecht leben heißt, sein Leben gemäß des eigenen Konstitutionstyps zu gestalten.

Ayurveda hat zahlreiche Medikamente für Gesunde. Sie wirken aufbauend, regenerierend und stimulieren das Immunsystem. *Rasayanas* sind besondere Mittel, die einen optimalen Gesundheitszustand herbeiführen sollen. Sie erhalten jung, beseitigen chronische Müdigkeit, körperliche und psychische Schwäche und stimulieren die Produktion von Verdauungsenzymen (das Verdauungsfeuer Agni). Außerdem erhalten die *Rasayanas* das Gleichgewicht der drei Doshas oder stellen es wieder her. Es gibt *Rasayanas* für Körpergewebe, für die verschiedenen Konstitutionen, für bestimmte Organe, als Aphrodiasiakum, gegen bestimmte Krankheiten und stärkende *Rasayanas,* die aus Gold, oft gemischt mit Kräutern und anderen Substanzen, in einem langwierigen Verfahren hergestellt werden.

Als bestes *Rasayana* – besonders für das Immunsystem – gilt Gold. Schwermetalle werden im Ayurveda in aufwendigen Verfahren zu Aschen verarbeitet[70] und so in eine für den Körper verträgliche und heilsame Form umgewandelt. In der ayurvedischen Medizinliteratur wird die Wirkung von Gold generell als tonisierend, antidepressiv und herzstärkend beschrieben. Ayurvedische Mittel, die Gold enthalten, sind zum Beispiel: Chyavanprash, das ayurvedische Amlamus. Es hat eine sehr ausgleichende und harmonisierende Wirkung, beruhigt das Vata-Prinzip, welches zum Beispiel bei Erkrankungen des Bewegungsapparates eine zentrale Rolle spielt. Chyavanprash wirkt aufbauend, nährend und stärkt das Immunsystem. Es schützt vor Erschöpfungszuständen, verleiht Stabilität und unterstützt Regenerations- und Heilungsprozesse.

Saraswat-Gold (Saraswatharishtam) schenkt Energie, stärkt Herz und Nerven, verbessert das Gedächtnis und die mentalen Fähigkeiten und gilt als Aphrodisiakum. Außerdem wird es bei Epilepsie gegeben. Das Mittel verringert die Häufigkeit, Dauer und Intensität der epileptischen Anfälle.

Hemagarbha Pottali Ras wird bei chronischen und heftigen Erkrankungen eingesetzt. Es enthält eine Reihe Schwermetalle und sollte nur unter ärztlicher Aufsicht eingenommen werden. Eine Überdosierung kann gravierende gesundheitliche Störungen nach sich ziehen.

Ayurvedische Goldtropfen für Kinder

Einst war es eine Tradition: Großmütter rieben ihren Goldring an einem Stein, wuschen ihn mit Wasser ab und gaben das Goldwasser ihrem Enkelkind zu trinken. Denn die Großmütter wussten, dass Gold die Abwehrkraft von Kindern stärkt. Jahrhundertelang führten manche dieses Ritual durch, ohne die wissenschaftlichen Zusammenhänge zu kennen, die diese Tradition erklären. Ayurvedische Ärzte sind davon überzeugt, dass die Immunabwehr von Kindern gestärkt wird, wenn sie die richtige Dosis an Goldstaub von Geburt an bis zum Alter von zwölf Jahren verabreicht bekommen. Auch das Gedächtnis und das Wachstum insgesamt verbessern sich.

2010 startete die älteste Ayurveda-Akademie im indischen Staat Maharashtra ein Programm, das diese Tradition aufgreift. Etwa 200 Kinder, die einen Tag bis zwölf Jahre alt waren, bekamen jeden Samstag kostenfrei *gold bhasam,* Goldtropfen, die Gold-Nanopartikel enthalten. Die Ergebnisse werden gesammelt, um die medizinischen Aussagen des Ayurveda zu bekräftigen.[71]

Gold in der Traditionellen Chinesischen Medizin (TCM)

Die Traditionelle Chinesische Medizin ist eine Jahrtausende alte asiatische Heilmethode, die heute weltweit praktiziert wird. Das älteste Lehrbuch, das *Huang Di Nei Jing,* ist etwa 300 Jahre vor unserer Zeitrechnung entstanden. Das *Buch des Gelben Kaisers zur Inneren Medizin* ist bis heute ein Grundlagenwerk für die Ausbildung in der chinesischen Medizin. Die häufigsten Heilmethoden sind Akupunktur, Behandlungen mit Pflanzen und Kräutern, Moxibustion (Erwärmung von Akupunkturpunkten), Schröpfen und Massagen. Der Mensch wird als Einheit von Körper, Geist und Seele betrachtet, daher erfolgt die Diagnose und Behandlung immer nach ganzheitlichen Gesichtspunkten. Erkrankungen und Symptome weisen aus Sicht der TCM immer auf ein Ungleichgewicht im gesamten Organismus hin.

Das Gleichgewicht im Organismus ist auf dem ausgewogenen Verhältnis von *Yin* und *Yang* aufgebaut. *Yin* entspricht der passiven, weiblichen, empfangenden Energie und steht für Eigenschaften wie Kälte und Feuchtigkeit. *Yang* stellt die aktive, männliche, kraftvolle Energie dar und steht für Eigenschaften wie Wärme und Trockenheit. Sind *Yin* und *Yang* im Gleichgewicht, fließt die Lebensenergie *Qi* harmonisch, der Mensch ist körperlich und seelisch gesund. Durch äußere oder innere disharmonische Einflüsse wie zu viel Hitze, Kälte, Nässe, Ärger, Angst, Überarbeitung, ungeeignete Ernährung oder Krankheitserreger kann der Fluss des *Qi* gestaut sein, und wir werden krank.

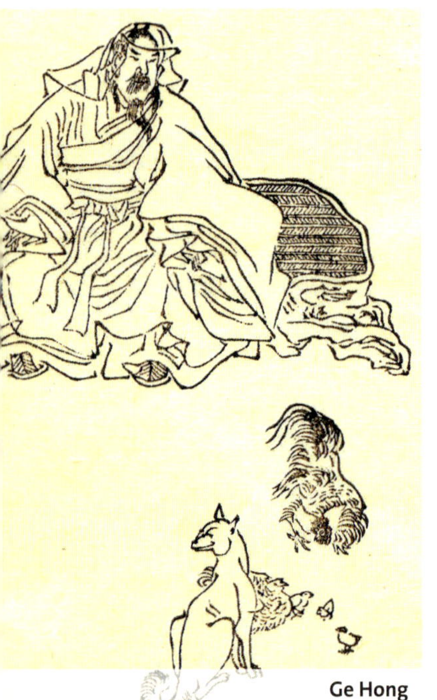

Ge Hong

In der TCM wird Gold der Lunge zugeordnet. Diese kontrolliert das *Wei Qi,* das *Qi,* das für die Abwehrkräfte zuständig ist. Wer häufig Erkältungen und Grippe bekommt, leidet an einem geschwächten *Wei Qi,* einem geschwächten Immunsystem. Aus Sicht der TCM kann das *Wei Qi* durch eine Kräftigung der Lungen gestärkt werden.[72]

Gold und die chinesischen Alchemisten

Der Arzt und Taoist Ko Hung (auch: Ge Hong) lebte von 283–343. Er verfasste ein umfangreiches Werk zu philosophischen, religiösen und anderen Themen, vor allem auch zur Medizin. Seine Langlebigkeitstechniken waren hochgeschätzt. Die meisten Geschichtsgelehrten Chinas betrachten Ko Hung als den wichtigsten Medizinalchemisten. Er schrieb, dass Arzneien aus Gold und Silber besser seien als es eine Medizin aus welcher Pflanze auch immer. Der Alchemist erklärte aber auch, dass die Herstellungsverfahren geheim seien und nur mündlich, nach einer Einweihung weitergegeben würden.[73]

Da kaum schriftliche Quellen existieren, werden Gold und Silber heute in den naturheilkundlichen Medizintexten Chinas nur noch selten erwähnt. Dennoch bedient sich auch die moderne chinesische Medizin der Edelmetalle, vor allem in Form kolloidalen Goldes und Silbers. In der taoistischen Medizin spielten trinkbares Gold und Silber eine wichtige Rolle, denn die Wirkungen, die sich bei sachgemäßer Herstellung mit Strom und reinem Wasser einstellten, waren verblüffend. Da von beidem für die Herstellung nur wenig gebraucht wurde, konnten sich auch weniger wohlhabende Menschen die Medizin leisten.[74] Der geheimnisvolle Umgang mit den Gold- und Silberrezepturen erinnert an Paracelsus, den berühmtesten Arzt des Mittelalters, der ebenfalls nur vage über die Herstellung seiner von ihm als höchstes Heilmittel gelobten Goldmedizin berichtete.

Noch eine erstaunliche Substanz: Kolloidales Silber

Kolloidales Silber ist ein natürliches Antibiotikum, das in kurzer Zeit bis zu 650 verschiedene Krankheitserreger abtöten kann. Im Gegensatz zu pharmazeutisch hergestellten Antibiotika, die beispielsweise in der Darmflora nicht nur schlechte, sondern auch gute Darmbakterien abtöten, hat es keine Nebenwirkungen. Die Suspension wirkt effektiv gegen alle Arten von Erregern wie Bakterien und Pilze und kann zur Konservierung von Trinkwasser und als Pflanzenschutz verwendet werden. Die Liste der mit kolloidalem Silber behandelbaren

Krankheiten ist lang. Sie reicht von Abszessen, Akne, Allergien, Angina (Halsentzündung) und Asthma, Bindehautentzündung, Borreliose (Lyme-Krankheit), eitrigen Hautausschlägen, Fuß- und Nagelpilz, Herpes zoster (Gürtelrose) und Herpes labiales (Lippenbläschen) über Immunschwäche, Mundgeruch, Nahrungsmittelallergien bis hin zu Reizdarm, Parasitenfall (Würmer), Zahnbelag, Zahnfleischschwund, Zahnfleischentzündung und vielen Anwendungen mehr. Über das Wirkungsprinzip schreibt Oliver Franneck in seinem Buch *Kolloidales Silber. Das Kompendium der Alternativen Silberheilkunde:* »Die mit Silbergeneratoren in destilliertem Wasser erzeugten Kolloide dringen – so die Ergebnisse der alternativen Medizinforschung – in einzellige humanpathogene Mikroorganismen (Viren, Bakterien, Pilze und Parasiten) ein und töten sie ab, indem sie erstens ihre Energieversorgung blockieren, zweitens ihre Enzyme hemmen beziehungsweise ausschalten, die für die Atmungskette lebensnotwendig sind, und drittens die Basenpaare in ihrer DNS binden und damit ihre Reproduzierbarkeit blockieren. Daraufhin werden die Keime nachgewiesenerweise vom Körper abtransportiert und ausgeschieden.«[75]

Heute werden Silberkolloide (ebenso wie Goldkolloide) erfolgreich eingesetzt, um die Wirkung von Medikamenten zu verstärken. Sie dienen unter anderem als Transportmittel, um medizinische Substanzen an den Ort im Körper zu bringen, wo sie gebraucht werden.

Kolloidales Gold und kolloidales Silber können zusammen eingenommen werden. Sie verstärken sich gegenseitig, ohne sich in ihren Wirkungen zu stören. Die Stärke von Silber zeigt sich vor allem bei Bakterien, Viren und Pilzen. Gold wirkt auf einer fundamentalen Ebene und stärkt Körper, Geist und Psyche insgesamt. In der taoistisch-alchemistischen Medizin wurden Gold und Silber als die perfekten Repräsentanten von Yang und Yin betrachtet mit entsprechenden Wirkungen im menschlichen Körper.[76] Mehr dazu finden Sie im Kapitel »Gold in der Traditionellen Chinesischen Medizin (TCM)«. Werden kolloidales Gold und Silber zusammen angewendet, kann ein Abstand von 15 bis 30 Minuten zwischen den Einnahmen die Synergie und Wirksamkeit insgesamt erhöhen.

Bibliografie

Arndt, Ulrich: *Metall-Essenzen. Lebenselixiere nach den Lehren von Alchemie und Ayurveda*. Freiburg 2003

Bingen, Hildegard von: *Heilsame Schöpfung – die natürliche Wirkkraft der Dinge. Physica*. Beuron/Lindenberg 2010

Casagrande, Christina: *Praxis Spagyrik: Nach Alexander von Bernus*. Stuttgart 2011

Franneck, Oliver: *Kolloidales Silber. Das Kompendium der Alternativen Silberheilkunde*. Rottenburg 2013

Hamann, Brigitte: *Wie Sie Ihre Selbstheilungskräfte aktvieren. Das Geheimnis von Gesundheit, Vitalität und Glück*. Rottenburg 2012

Hamann, Brigitte: *Die 50 besten Superfoods. Gesundheit kann man essen*. Rottenburg 2012

Hamann, Brigitte: *Gold, Weihrauch und Myrrhe. Die größten Heilschätze des Altertums*. Rottenburg 2013

Hertzka, Gottfried: *Kleine Hildegard-Hausapotheke*. Stein am Rhein 2010

Hsu, Dr. Hong-Yen; Peacher, Dr. William G.: *Chen's History of Chinese Medical Science*, Taipeh 1977

Madejsky, Margret; Rippe, Olaf: *Heilmittel der Sonne*. München 2010

Ostwald, Carl Wilhelm Wolfgang: *Die Welt der vernachlässigten Dimensionen; eine Einführung in die moderne Kolloidchemie, mit besonderer Berücksichtigung ihrer Anwendungen*. Dresden 1921

Priesner, Claus; Figala, Karin: *Alchemie. Lexikon der hermetischen Wissenschaft*. München 1998

Proeller, Christoph: *Alchemia medica – Alchemie und Spagyrik nach Alexander von Bernus*. Hohenfurch 2007

Sander, Björn: *Goldwaschen. Für Einsteiger, Aussteiger und Durchsteiger*. Dr. Björn Sander Verlag, 2013

Zimmermann, Gabriele: *Das Heilwissen des Paracelsus*. Rottenburg 2013

Myrrhe – Räucherpflanze und Anwendung: http://www.satureja.de/html/myrrhe.html

Mumie in Wikipedia: http://de.wikipedia.org/wiki/Mumie#Aus_anderen_Kulturen

Weihnachtsseiten: www.weihnachtsseiten.de/brauchtum

Sämtliche Links in den Quellenangaben waren bei Erstveröffentlichung online zugänglich. Manche in der Zwischenzeit verlorene Links können mithilfe der Wayback Machine im Internet Archive aufgefunden werden: https://archive.org/web/.

1 Rétyi, Andreas von: Das Gold-Geheimnis: Woher stammt das »Metall der Götter«? http://info.kopp-verlag.de/neue-weltbilder/neue-wissenschaften/andreas-von-r-tyi/das-gold-geheimnis-woher-stammt-das-metall-der-goetter-.html

2 Goldsucher.de https://www.goldsucher.de/rheingold/index.html

3 Goldsucher.de https://www.goldwaschen.ch/gold-in-der-schweiz/

4 Mechanisms of gold biomineralization in the bacterium Cupriavidus metallidurans. In: *Proceedings of the National Academy of Sciences of the United States of America* https://www.pnas.org/content/106/42/17757

5 *Wirtschaftswoche*, 23.10.2013: Wo das Gold auf Bäumen wächst. https://www.wiwo.de/technologie/forschung/entdeckung-wo-das-gold-auf-baeumen-waechst/8972612.html; Link zur Studie: Natural gold particles in Eucalyptus leaves and their relevance to exploration for buried gold deposits, veröffentlicht am 22.10.2012 im Fachjournal *Nature Communications*. https://www.nature.com/ncomms/2013/131022/ncomms3614/pdf/ncomms3614.pdf

6 In: Welt der Kabbalah: http://www.welt-der-kabbalah.de/category/begriffe/sonnenmetall)

7 Clinical pharmacology of gold. https://www.ncbi.nlm.nih.gov/pubmed/18523733

8 Mahdihassan, S. (1985). Cinnabar-gold as the best alchemical drug of longevity, called Makaradhwaja in India. *American Journal of Chinese Medicine*, 13, 93–108.

9 Alvin M. Josephy: *Amerika 1492 – Die Indianervölker vor der Entdeckung*. Frankfurt am Main 1992, S. 269

10 Fricker, S. P. (1996). Medical uses of gold compounds: past, present and future. *Gold Bulletin*, 29, 53–60.

11 Rezept aus: Wighard Strehlow: *Die Ernährungstherapie der Hildegard von Bingen. Rezepte, Kuren, Diäten*. München 2009

12 Hildegard von BIngen: *Physica*, S. 440, 441

13 Kybalion: Kurze Geschichte der Alchemie https://kybalionstudie.wordpress.com/2011/08/30/kurze-geschichte-der-alchemie/

14 LIFE-test Institut: Das Trinkgold der Alchemisten http://www.life-testinstitut.de/news5.htm

15 Nanopartikel verstehen lernen https://www.helmholtz-berlin.de/zentrum/beispiele-wissenschaft/kultur/nanopartikel-verstehen-lernen_de.html

16 Effect of Colloidal Metallic Gold on Cognitive Functions: A Pilot Study https://www.purestcolloids.com/colloidal-gold-studies.php

17 Die Leitfähigkeit von DNS-Strängen hilft der Zelle, gesund zu bleiben https://www.eterna.sl/blog/index.php?category=12

18 Mitochondriale Medizin https://www.naturheilzentrum-nuernberg.de/lexikon/m/mitochondriale-medizin.html

19 Mitochondrial wrinkles: the first signs of ageing? http://connection.ebscohost.com/c/articles/18124770/mitochondrial-wrinkles-first-signs-ageing Decreased mtDNA, oxidative stress, cardiomyopathy, and death from transgenic cardiac targeted human mutant polymerase https://www.nature.com/labinvest/journal/v87/n4/abs/3700523a.html

20 Abraham, Guy E: Clinical Applications of Gold and Silver Nanocolloids http://www.optimox.com/pics/Aurasol/nanoSilver/SilverGoldPlat.htm)

21 Anti-glycation effect of gold nanoparticles on collagen.
https://www.researchgate.net/publication/221794610_Anti-glycation_effect_of_gold_nanoparticles_on_collagen

22 Influence of gold nanoparticles on collagen fibril morphology quantified using transmission electron microscopy and image analysis
https://www.ncbi.nlm.nih.gov/pmc/articles/PMC1501007/

23 C. J. Murphy et al., Gold Nanoparticles in Biology: Beyond Toxicity to Cellular Imaging in: *Accounts of chemical research*, University of Virginia, (2008) http://pubs.acs.org (8. 3. 2011)

24 Clinical Applications of Gold and Silver Nanocolloids
http://www.optimox.com/pics/Aurasol/nanoSilver/SilverGoldPlat.htm
On the interactions of free radicals with gold nanoparticles
https://www.ncbi.nlm.nih.gov/pubmed/12823017

25 Anti-oxidant effect of gold nanoparticles restrains hyperglycemic conditions in diabetic mice
https://www.jnanobiotechnology.com/content/8/1/16#B14

26 Super Oxide Dismutase (SOD)
https://www.lifeextension.com/magazine/2005/8/abs

27 Anti-oxidant effect of gold nanoparticles restrains hyperglycemic conditions in diabetic mice
https://www.jnanobiotechnology.com/content/8/1/16#B15

28 Effect of gold nanoparticles on the respiratory activity of peritoneal macrophages
https://link.springer.com/article/10.1007%2FBF03214925

29 Immunostimulatory effect of gold nanoparticles conjugated with transmissible gastroenteritis virus
https://www.ncbi.nlm.nih.gov/pubmed/22448360

30 The preparation of gold nanoparticles and evaluation of their immunological function effects on rats
https://www.ncbi.nlm.nih.gov/pubmed/24211976

31 Treatment of chronic discoid lupus erythematosus with an oral gold compound (auranofin)
https://www.ncbi.nlm.nih.gov/pubmed/3091062

32 C. L. Villiers et al., J. Nanopart. Research (2009) (Centre de Recherche Albert Bonniot, Grenoble, France)
https://www.hs-owl.de/fb8/fileadmin/download_verzeichnis/publikationen/Veroeffentlichung_Pharma.pdf

33 A 24-Karat Gold Key to Unlock the Immune System
https://www.sciencedaily.com/releases/2012/03/120326160907.htm

34 A 24-karat Gold Key to Unlock the Immune System
https://www.aftau.org/site/News2?page=NewsArticle&id=16323

35 Salmonellen
https://de.wikipedia.org/wiki/Salmonellen

36 *Toxicology & Industrial Health;* Jul2011, Vol. 27, Issue 6, p547
http://connection.ebscohost.com/c/articles/62030006/toxic-effects-gold-nanoparticles-salmonella-typhimurium-bacteria

37 Gold nanoparticles as efficient antimicrobial agents for Escherichia coli and Salmonella typhi
https://www.ncbi.nlm.nih.gov/pubmed/23331621

38 Gold ions bio released from metallic gold particles reduce inflammation and apoptosis and increase the regenerative responses in focal brain injury
https://science.naturalnews.com/2008/1430425_Gold_ions_bio_released_from_metallic_gold_particles_reduce_inflammation.html

39 Gold drug auranofin restricts the viral reservoir in the monkey AIDS model and induces containment of viral load following ART suspension
https://journals.lww.com/aidsonline/Fulltext/2011/07170/Gold_drug_auranofin_restricts_the_viral_reservoir.1.aspx

40 Gold nanoparticles as an HIV entry inhibitor
https://www.ncbi.nlm.nih.gov/pubmed/22954307

41 Effect of Colloidal Metallic Gold on Cognitive Functions: A Pilot Study
https://www.purestcolloids.com/colloidal-gold-studies.php

42 Kolloidales Gold als innovativer Rohstoff in der pharmazeutischen Industrie
https://www.hs-owl.de/fb8/fileadmin/download_verzeichnis/publikationen/Veroeffentlichung_Pharma.pdf, S. 7

43 veröffentlicht in der medizinischen Fachzeitschrift *Clinical, Medicine & Surgery*

44 Sajjadi AY, Suratkar AA, Mitra KK, Grace MS. Short-Pulse Laser-Based System for Detection of Tumors: Administration of Gold Nanoparticles Enhances Contrast. *J. Nanotechnol. Eng. Med.* 2012;3(2):021002-021002-6. doi:10.1115/1.4007245

45 New Way to Kill Lymphoma Without Chemotherapy
https://www.northwestern.edu/newscenter/stories/2013/01/new-way-to-kill-lymphoma-without-chemotherapy.html

46 New Way to Kill Lymphoma Without Chemotherapy
https://www.northwestern.edu/newscenter/stories/2013/01/new-way-to-kill-lymphoma-without-chemotherapy.htm l

47 Gold(III) complexes as a new family of cytotoxic and antitumor agents
https://www.ncbi.nlm.nih.gov/pubmed/12113057

48 Rigobello M.P., Scutari G., Boscolo R., Bindoli A. Br. *J. Pharmacol.* 2002. pp. 1162–1168
http://www.ncbi.nlm.nih.gov/pubmed/12163349

49 Gold(III) Compounds as New Family of Anticancer Drugs
https://www.ncbi.nlm.nih.gov/pmc/articles/PMC2267054/

50 Seeing Gold in tumours
https://www.news.uwa.edu.au/201108083790/international/seeing-gold-tumours
Recent Advances in Mapping the Sub-cellular Distribution of Metal-Based Anticancer Drugs
https://www.publish.csiro.au/ch/CH11132

51 Sajjadi AY, Suratkar AA, Mitra KK, Grace MS. Short-Pulse Laser-Based System for Detection of Tumors: Administration of Gold Nanoparticles Enhances Contrast. *J. Nanotechnol. Eng. Med.* 2012;3(2):021002-021002-6. doi:10.1115/1.4007245

52 Laser-induced destruction of gold nanoshells: new weapons in the cell-killing arsenal
https://spie.org/x26114.xml?pf=true

53 Gold nanoparticles in biomedical applications: recent advances and perspectives
https://www.ncbi.nlm.nih.gov/pubmed/22130549
Analytical and theranostic applications of gold nanoparticles and multifunctional nanocomposites.
https://www.ncbi.nlm.nih.gov/pubmed/23471188

54 Arterien mit Gold freisprengen
http://www.medical-tribune.de/home/news/artikeldetail-closed/arterien-mit-gold-freisprengen.html

55 Lidloading mit Gold bei Lagophtalmus
http://www.dog.org/1998/abstract98/523.html

56 Covering the gold weight with fascia lata graft in paralytic lagopthalmos patients
https://www.sciencedirect.com/science/article/pii/S0266435611004724

57 Kolloidales Gold und Goldsalze
https://www.gold.de/artikel,310,Kolloidales-Gold.html

58 Basistherapeutikum: Goldspritzen
http://www.medizinfo.de/rheuma/medikamente/goldspritzen.htm

59 Bioaccumulation and toxicity of gold nanoparticles after repeated administration in mice
https://www.sciencedirect.com/science/article/pii/S0006291X10002573

60 Anti-oxidant effect of gold nanoparticles restrains hyperglycemic conditions in diabetic mice; Kapitel »Toxicity studies«.
https://www.jnanobiotechnology.com/content/8/1/16#B15

61 Anti-oxidant effect of gold nanoparticles restrains hyperglycemic conditions in diabetic mice
https://www.jnanobiotechnology.com/content/8/1/16

62 https://www.sciencedirect.com/science/article/pii/S0140673601244171

63 Hartfall, SJ, Garland, HG, Goldie, W. Gold treatment of arthritis: A review of 900 cases. *Lancet,* 1937; 233:838
Empire Rheumatism Council: Gold therapy in rheumatoid arthritis. Final report of a multicentre controlled trial. *Ann Rheum Dis,* 1961; 20:315
A controlled trial of gold salt therapy in rheumatoid arthritis. *Arthritis Rheum,* 1973; 16:353.
Sigler JW, Bluhm GB, Duncan H, et al. Gold salts in the treatment of rheumatoid arthritis. A double-blind study. *Ann Intern Med* 1974; 80:21

64 Forestier, J. Rheumatoid arthritis and its treatment by gold salts. *J Lab Clin 1. Med,* 1935; 20:827.

65 Colloidal Gold. Studies
http://www.colloidalgold.com/study.htm
Aurasol. Management of Rheumatoid Arthritis: Rationale for the Use of Colloidal Metallic Gold
http://www.optimox.com/pics/Aurasol/JNEMed.htm

66 The tomato effect. Rejection of highly efficacious therapies
https://www.ncbi.nlm.nih.gov/pubmed/6368890
Goodwin & Goodwin: The Tomato Effect
Rejection of Highly Efficacious Therapies
https://www.mv.helsinki.fi/home/hemila/birkhauser/Goodwin_1984_JAMA.pdf

67 Edgar Cayce
https://de.wikipedia.org/wiki/Edgar_Cayce

68 Edgar Cayce: Der Atlantisforscher wider Willen
https://atlantisforschung.de/index.php?title=Edgar_Cayce:_Der_Atlantisforscher_wider_Willen

69 Investigating Gold as a Nerve Regenerating Mineral for MS
http://www.mwt.net/~drbrewer/Gold_Regeneration.htm

70 Siehe: *Ayurveda-Journal,* Heft 6, S. 14 ff

71 Gold drops to aid health in kids
http://articles.timesofindia.indiatimes.com/2010-10-29/nagpur/28254463_1_gold-ayurveda-nano-particles

72 Hsu, Dr. Hong-Yen; Peacher, Dr. William G.: *Chen's History of Chinese Medical Science,* Taipeh 1977

73 Wu Lu-ch'iang; Davis, Tenney: An Ancient Chinese Alchemical Classic. Ko Hung on the Gold Medicine and on the Yellow and the White. In: *Proceedings of the American Academy of Arts and Sciences,* 70 (1935): 221–284. Kapitel 4 und 16

74 The Yellow and White: Gold and Silver as top Yang and Yin in Chinese Taoist alchemical medicine
http://ancientway.com/blog/?p=1917

75 Franneck, Oliver: *Kolloidales Silber. Das Kompendium der Alternativen Silberheilkunde.* Rottenburg 2013, S. 36

76 The Yellow and White: Gold and Silver as top Yang and Yin in Chinese Taoist alchemical medicine
http://ancientway.com/blog/?p=1917

Register

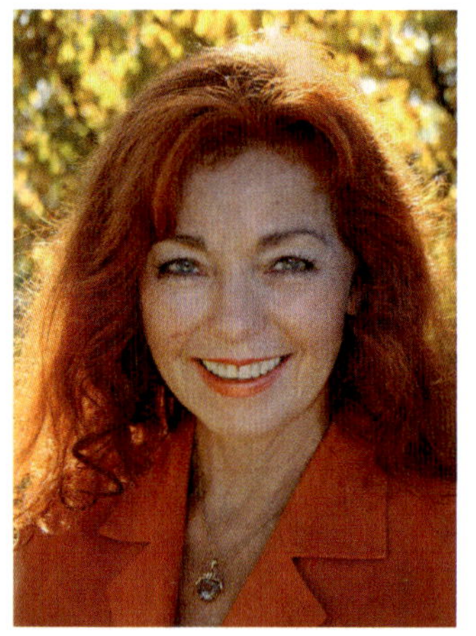

Brigitte Hamann ist Lebensberaterin und Gesundheitsjournalistin. Von Jugend an befasste sie sich mit körperlicher und seelischer Gesundheit. Herauszufinden, was wir wirklich wollen und wie wir es bekommen können, was uns seelisch und körperlich gesund sein lässt und was uns krank macht, bildete lebenslang ihr Motiv zu lernen, zu unterrichten, zu beraten und zu schreiben. Sie ist Autorin zahlreicher Bücher, unter anderem *Tinnitus natürlich heilen. Erfolgreiche Therapien gegen die quälenden Ohrgeräusche; Wie Sie Ihre Selbstheilungskräfte aktivieren. Das Geheimnis von Gesundheit, Vitalität und Glück; Die 50 besten Superfoods. Gesundheit kann man essen* und *Gold, Weihrauch und Myrrhe. Die größten Heilschätze des Altertums.* Mehr über Brigitte Hamann erfahren Sie unter: www.brigitte-hamann.de.

Bildnachweis

Shutterstock: optimarc (16, 40, 88), Giordano Aita (14), mikeledray (19, 20), Lee Torrens (19), Jeff Banke (20), Stocksnapper (22), farbled (24), Martin Horsky (31), Aqua Stock (44), Dolnikov (46), Ivan Nikulin (47), Yure (55), gorillaimages (57), Jezper (66), Studio Smart (70, 72), Alchena (74), javarman (83), AnutkaT (84), R-studio (10), Sylverarts (103), Konstantin Faraktinov (109), Szasz-Fabian Ilka Erika (110).

Fotolia: Stepan Kapl (9), alain wacquier (17), Wolfgang Cibura (26), Vitaly Korovin (8), Oleg Begunenko (43), monropic (50), dkimages (52), photocrew)56), Sebastian Kaulitzki (77), Anna Subbotina (80), Unclesam (116).

NASA (13), Frank Buchser, Solothurn (22), http://microbewiki.kenyon.edu (28), Opus verum (33, 49), Die Buche (35), Marie Lan Nguyen, *Louvre* (35), Walter Crane (36), *Schedelsche Weltchronik* (37), *Musée du Louvre* (54), Janericloebe (58), *British Museum* (63), Andreas Kossorz, www.silberstab.de (100), Hannah (118).

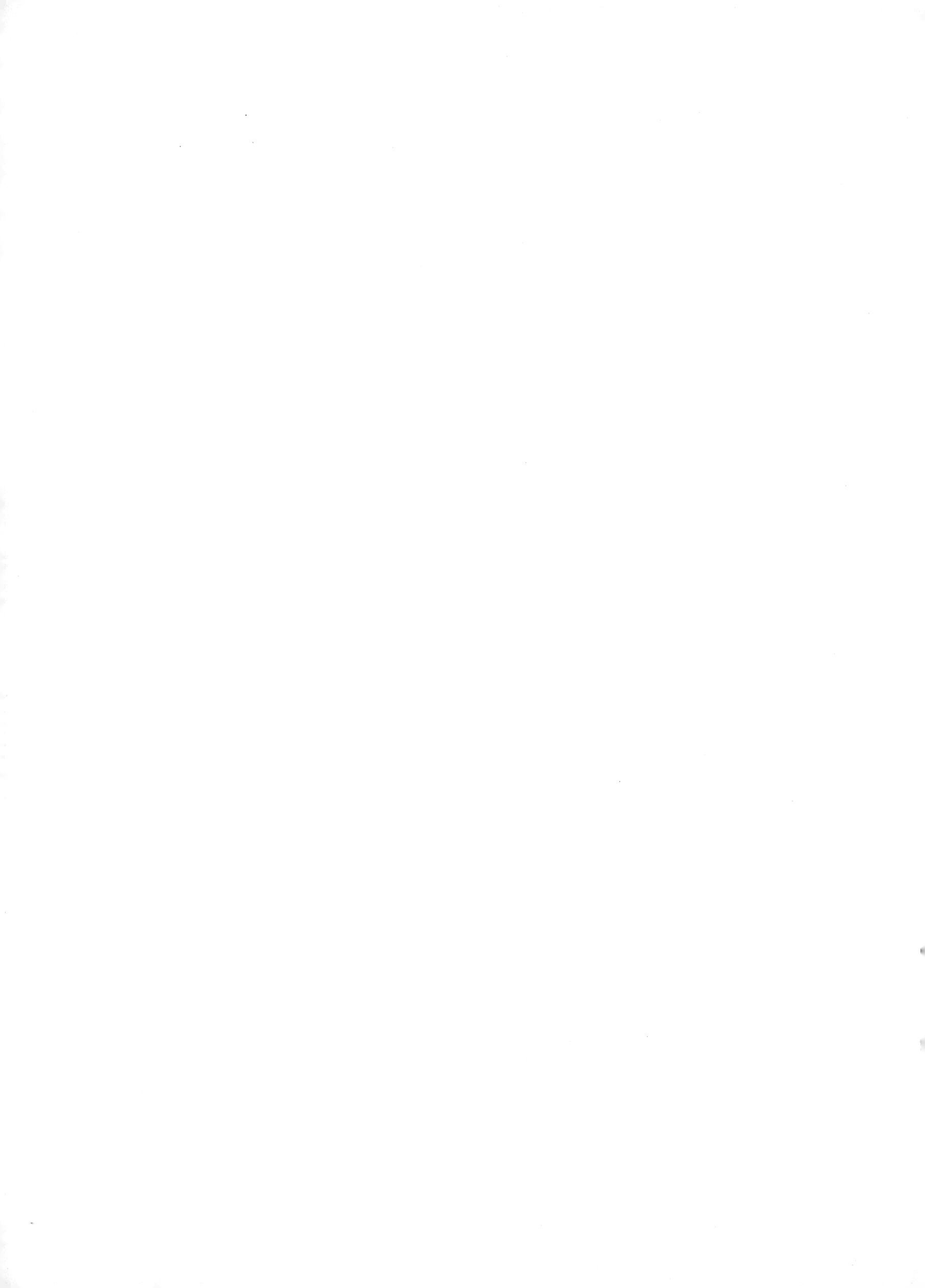